Jesper Juul

DAS KIND IN MIR IST IMMER DA

Jesper Juul

DAS KIND IN MIR IST IMMER DA

Mein Leben für die Gleichwürdigkeit

BELTZ

FSC
www.fsc.org
MIX
Papier aus verantwortungsvollen Quellen
FSC® C089473

Dieses Buch ist erhältlich als:
ISBN 978-3-407-86515-1 Print
ISBN 978-3-407-86522-9 E-Book (EPUB)

1. Auflage 2018

Lektorat: Sylvia Gredig, Petra Dorn
Umschlaggestaltung: www.anjagrimm.de (Gestaltung),
www.stephanengelke.de (Beratung)
Bildnachweis Vorderseite Umschlag: © Anja Kring
Bildnachweis Rückseite Umschlag: © Jesper Juul
Bildnachweis Innenteil: © Jesper Juul
Herstellung: Myriam Frericks
Satz: Publikations Atelier, Dreieich
Druck und Bindung: Beltz Grafische Betriebe, Bad Langensalza
Printed in Germany

Weitere Informationen zu unseren Autor_innen und Titeln finden Sie unter:
www.beltz.de

Willst du Gott zum Lachen bringen,
erzähl ihm von deinen Plänen.

Amerikanisches Sprichwort

INHALT

WURZELN.
UND FLÜGEL

MEINE MUTTER

Am 18. April 1948 wurde ich in Vordingborg, einem kleinen Küstenstädtchen im Süden Seelands, im Nachkriegsdänemark geboren. Das Land war damit beschäftigt, sich von fünf schrecklichen Jahren deutscher Besatzung zu erholen, vom Anblick exekutierter Nazi-Kollaborateure, wir Familien lebten noch von Essensmarken. Meine Eltern stammten aus kleinbürgerlichen Verhältnissen, mein Großvater väterlicherseits war selbstständiger Maler und Anstreicher, der Vater meiner Mutter selbstständiger Sattler. Meine Eltern lernten sich über eine Partneranzeige kennen, was damals auf dem Land nicht unüblich war. Beide waren sie die jüngsten von vier Geschwistern. Meine Geburt verlief ohne besondere Vorkommnisse – für meine Mutter aber war sie ein herausragendes Ereignis: Sie bedeutete die Erfüllung eines lebenslangen Traumes.

Meine Mutter entpuppte sich von Beginn meiner Kindheit an als sehr besitzergreifend: Ich war *ihr* Junge, ich war *ihr* kleiner Mann. Den Geschichten, die man mir später erzählt hat, entnehme ich, dass ich von meinem ersten Tag an gegen diese Rolle protestiert habe. Ihre Reaktion auf meinen Protest war, noch hartnäckiger um meine Liebe und Anerkennung zu kämpfen. Ihr Leben lang. Das war krankhaft. Heute ist sie 96, hat Alzheimer und ist sehr glücklich. Sie lebt in Ebeltoft, wohin wir neun Jahre nach meiner Geburt gezogen sind.

Meinem Vater wiederum schenkte sie, soweit ich zurück-

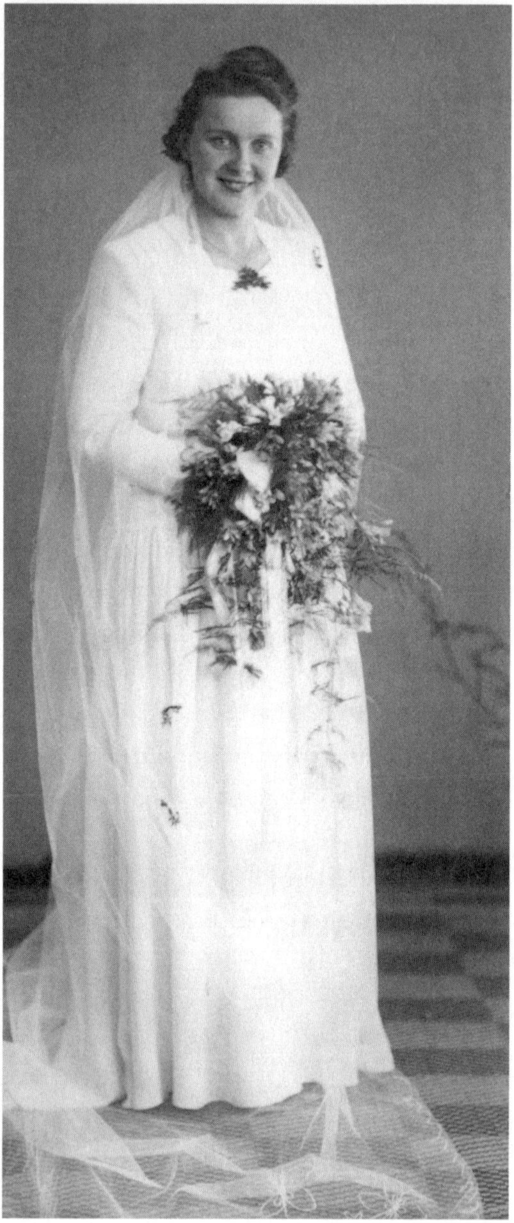

Meine Mutter; leider besitze ich kein Foto meines Vaters.

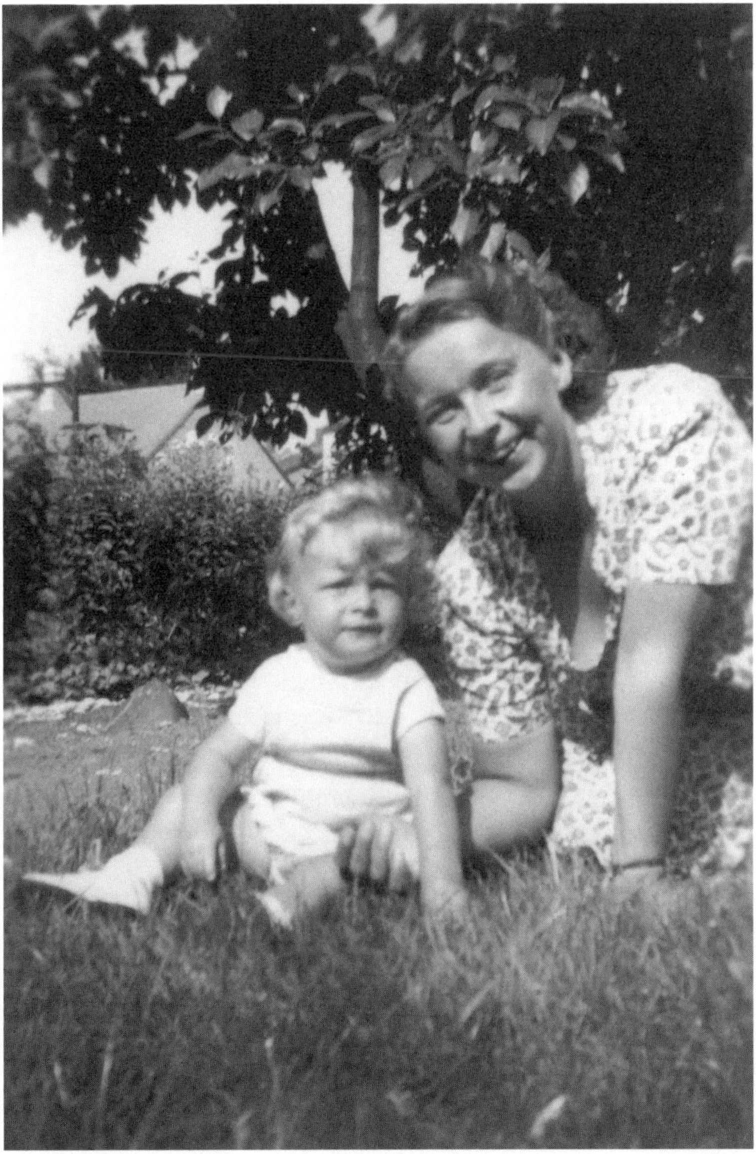

Meine Mutter und ich.

denken kann, so gut wie keine Beachtung. Und er forderte nichts ein. Als ich dreieinhalb Jahre alt war, kam er eines Tages von der Arbeit nach Hause und nahm meine Mutter mit in ihr gemeinsames Schlafzimmer im oberen Stockwerk der Wohnung. Mir wurde gesagt, ich solle unten bleiben und mit meinem kleinen Bruder spielen. Doch wie gewöhnlich gehorchte ich nicht. Ich ging die Treppen hoch, und während ich vor der Schlafzimmertür stand, hörte ich meinen Vater sagen, dass er sich in eine andere Frau verliebt habe und sich von meiner Mutter scheiden lassen wolle. Dagegen protestierte meine Mutter, wobei es ihr wohl gar nicht so sehr um ihn und das gemeinsame Eheleben ging, sie brachte vor allem uns Kinder ins Spiel: Wegen uns dürfe er sie nicht verlassen. Mit diesem einen Argument hämmerte sie auf ihn ein. Ich spürte es schon damals: Gleich würde er aufgeben, denn das tat er immer. Was ich in diesem Augenblick genau gedacht habe, daran kann ich mich nicht mehr erinnern. Aber ich bin rasch die Treppen hinuntergelaufen und dabei gestürzt – die Bescherung war eine große, blutende Kopfwunde. Meine Eltern kamen aus dem Schlafzimmer heraus, und ich hörte meine Mutter sagen: »Siehst du, wie er dich braucht!«

MEIN BRUDER

Auch meine Beziehung zu meinem jüngeren Bruder Peter hat unter meiner Mutter gelitten. Meine Mutter zerstörte sie, falls sie überhaupt jemals existiert hatte. Ich war für meine

Mutter immer die Nummer eins. Weil sie mich wollte, aber nie bekam. Peter, 1951 geboren, war immer die Nummer zwei, und das hat er deutlich gespürt. Für mich war es hilfreich, dass ich eine Distanz zu meiner Mutter herstellte, mich von ihr stark separierte.

Wie üblich, reagierten wir Geschwister unterschiedlich. Wir beide »kooperierten«, ich, indem ich mich »schwierig« verhielt, und mein Bruder, indem er ihr das gab, was sie erwartete, und gehorchte. Unser beider Verhalten würde sich in unseren späteren Beziehungen zu Frauen als hinderlich erweisen. Während ich Nähe mied, wurde mein Bruder schnell abhängig und war stets bemüht, andere zufriedenzustellen. Schließlich gelang es uns beiden, ein gesünderes Gleichgewicht zu finden – aber leicht war es nie. Aus heutiger Sicht betrachtet, könnte dies der Beginn meines lebenslangen Interesses für den Konflikt zwischen persönlicher Integrität und Kooperation gewesen sein. Auch heute noch, obschon abhängig von meinen Betreuern und Betreuerinnen, tendiere ich dazu, ihre Bedürfnisse zu priorisieren. Als Erwachsener ist mir der Konflikt jedoch bewusst, und so gelingt es mir größtenteils, auf meine eigenen Bedürfnisse zu achten.

Meine Mutter fing dann an, meinen jüngeren Bruder zu ihrem »Projekt« zu machen – und er fügte sich in seine Rolle. Er hat es mir nie verziehen, dass ich mich der Familie entzogen hatte. Er mochte unsere Mutter genauso wenig wie ich, aber er versuchte, das Vakuum, das ich in der Familie hinterlassen hatte, zu füllen. Schwierig und trotzig zu sein gehörte schon mit fünf oder sechs Jahren zu meiner Identität. Auf diese Weise konnte ich mich der Familie erfolgreich entziehen – sie ließ mich in Ruhe und erwartete nichts.

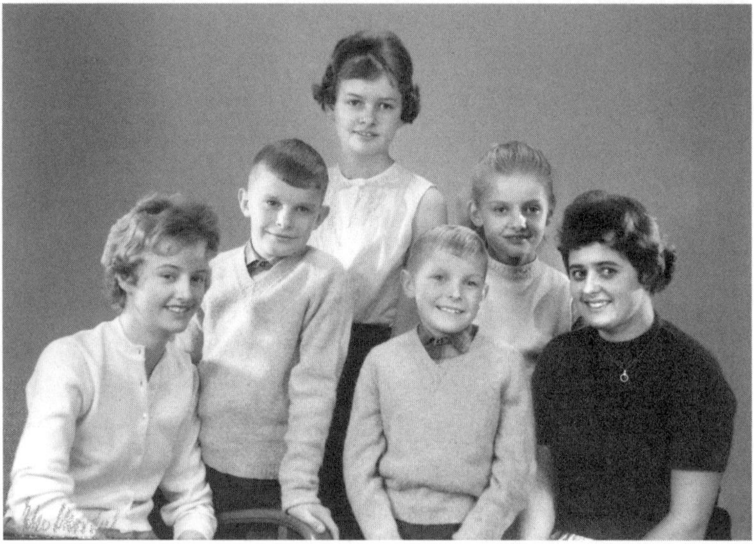

Mein Bruder (dritter von rechts),
vier meiner Cousinen und ich.

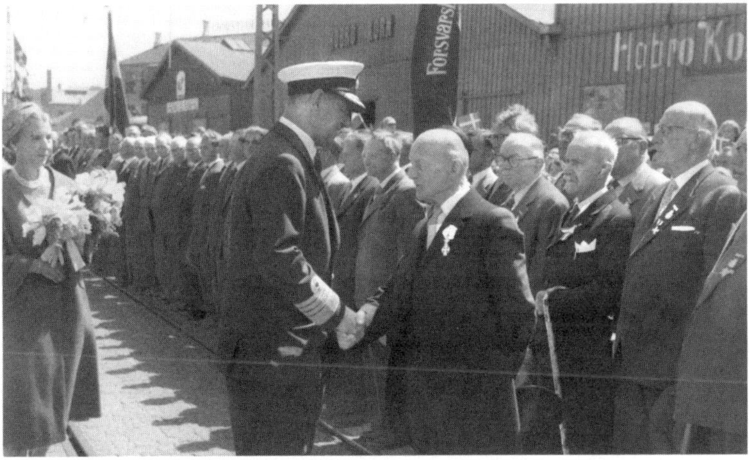

Mein Großvater väterlicherseits
erhält eine Auszeichnung des Königs
für seine Unterstützung der Jugend
seiner Heimatstadt, 1959.

MEIN VATER

Ich erinnere mich noch an folgende Situation vor über 60 Jahren: Mein Vater kommt von der Arbeit nach Hause, er setzt sich an den Tisch und liest Zeitung. Nun wollte ich als kleiner Junge jedoch, dass er mir aus meinem Märchenbuch vorliest. Ich ging also zu ihm hin, bat ihn darum, und was geschah? Er schaute mich nicht einmal an, sondern meine Mutter. Und die verstand seinen Blick: »Nimm ihn weg, er stört mich!« Als »gute Frau« hätte sie mich sogar auf dem Weg zu ihm aufgehalten und mir vorwurfsvoll gesagt: »Siehst du nicht, dass dein Vater Zeitung liest? Du darfst ihn nicht stören!«

Solche Blicke und solche Sätze verletzen ein Kind zutiefst! Aber früher war es gang und gäbe, dass Kinder dafür, dass sie mit den Erwachsenen Kontakt aufnehmen wollten, zurechtgewiesen oder sogar bestraft wurden. Welch eine Enttäuschung und Kränkung für ein Kind, das seinen Vater zehn Stunden lang nicht gesehen hat, sich auf ihn freut und auf ihn zugeht – und dafür dann beschimpft und zum »bösen Jungen« gemacht wird! Wie sollten Kinder da nicht verwirrt sein? Sind Erwachsene nicht recht widersprüchliche Wesen? Sie verlangen von dir, dass du fremde Menschen küsst, aber wenn du dich deinem eigenen Vater nähern willst, erlauben sie es nicht.

SPRECHENDES SCHWEIGEN

Meinen Eltern kann ich, wenn man bedenkt, in welcher Zeit sie uns Kinder großgezogen haben, gar nichts vorwerfen. Damals führte man keine Dialoge mit Kindern. Eltern besprachen mit ihren Kindern nur das Notwendigste, und auch Mann und Frau unterhielten sich so wenig wie möglich.

Mein Vater hat in all den Jahren meiner Kindheit und Jugend kaum mit uns gesprochen, und wenn er mal etwas sagte, dann kurz und bündig. Meine Mutter hingegen redete die ganze Zeit, aber sie wusste nicht, wie man ein Gespräch führt. Sie wusste immer, was man in der einen oder anderen Situation zu sagen hat, so, wie es von einem erwartet wird. Sie hatte also Phrasen für den Todesfall, für Glückwünsche, für Unfälle oder Krankheiten parat, aber sie hat es nie zu ihrer eigenen Sprache gebracht. Sie sprach eine Sprache, die ich nie lernen konnte und lernen wollte, sodass ich bis zum heutigen Tag nicht weiß, was *man* sagt. Statt zu sprechen, schwieg auch ich lange Zeit, aus dem einfachen Grund, weil mir eine persönliche Sprache fehlte. In diesem familiären Kontext war es mir unmöglich, meine persönliche Sprache zu entwickeln. Die elementare Sprache, mit der Kinder geboren werden, bedurfte aus Sicht der Erwachsenen einer unnachgiebigen Korrektur, und so wurde damals das direkte »Ich will!« oder »Ich will nicht!« schnellstmöglich ausgemerzt, in der Schule sowieso. Kein Satz durfte mit »Ich« anfangen.

AN DER PERIPHERIE

Meine Eltern blieben also zusammen – aber von dem Tag an, als mein Vater den Wunsch nach einer Trennung ausgesprochen hatte, waren beide unglücklich. Meine Mutter übernahm jetzt die komplette Kontrolle über ihren Mann, und mein Vater verschwand im Schatten seiner Frau, bis wir schließlich einen Fernseher bekamen, hinter dem er sich von sechs bis zehn Uhr abends verstecken konnte.

Intuitiv spürte ich schon damals, dass meine Eltern mir nichts Bedeutendes geben konnten – außer Essen, Kleidung und einer Schlafstätte. Das Elternhaus zu verlassen war aber noch nicht möglich: Ich war zu klein. Also fand ich meinen Platz in der Peripherie meiner Familie – eine gute Lage, um zu lernen, wie man mit sehr wenig überleben kann, aber auch, um ein guter Beobachter zu werden.

FEUER

Von dem Tag an, als ich dreieinhalb Jahre alt war und sich mein Vater von meiner Mutter scheiden lassen wollte, gab es in der Familie eine anhaltende Krise, sodass zu Hause eine ungute Atmosphäre herrschte. Wie alle Kinder habe ich auf diese

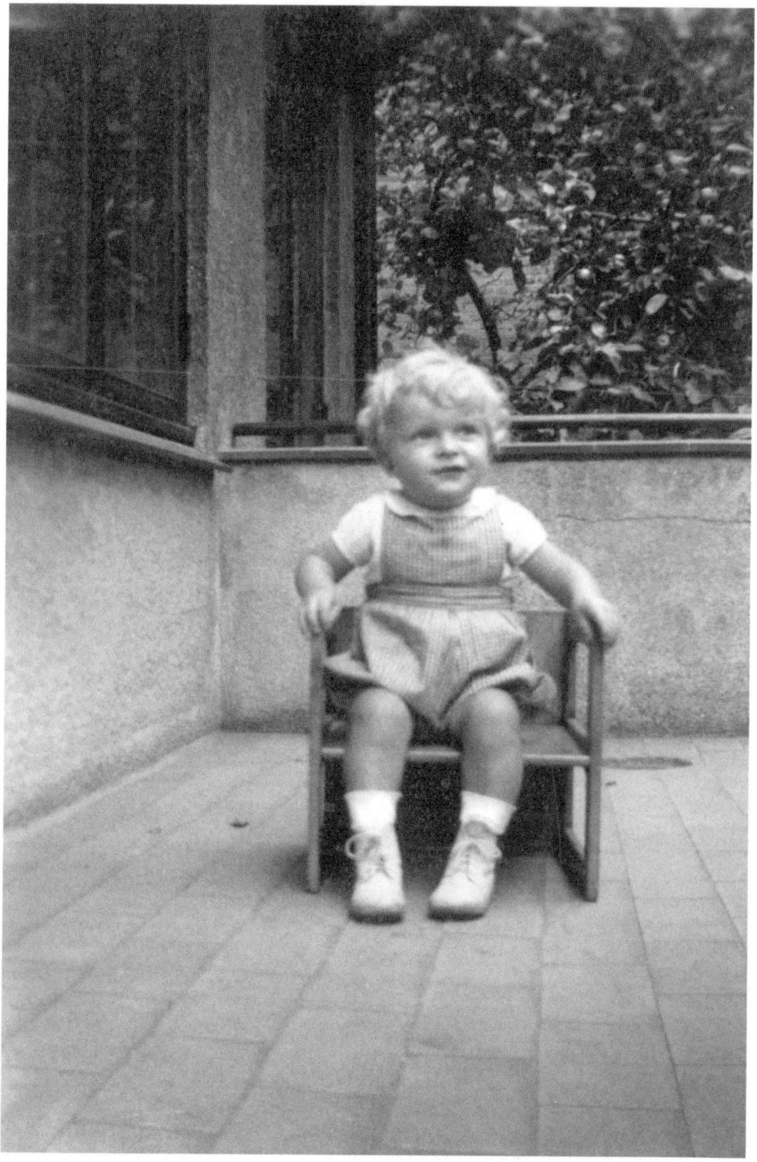

Ich, zweieinhalb Jahre alt.

Krise reagiert und wurde ein »schwieriges« Kind. Das veranlasste mich, eines Tages ein großes Feuer in unserem Keller anzufachen, aber ich hätte ebenso gut auch anfangen können zu stehlen oder etwas anders anstellen können.

Der Versuch, unser Haus abzufackeln, scheiterte jedoch, und so zündete ich als Nächstes den Kindergarten an. Nach diesem erneuten »Vorfall« hatte ich großes Glück: Eine Schulpsychologin wurde konsultiert und sprach mit mir und mit meinen Eltern. Und sie kam zu dem Schluss, dass ich gute Gründe für das hatte, was ich tat. Aber anstatt meine Eltern mit ihrer Einschätzung zu konfrontieren, was damals, in den 1950er-Jahren, unmöglich war, fand sie eine gute Ausrede: Sie sagte, dass ich mich einfach langweile, ich sei einfach zu intelligent, um noch den Kindergarten zu besuchen. Stattdessen riet sie meinen Eltern, mich so rasch wie möglich in die Schule zu schicken. Und so bin ich mit sechs in die Schule gekommen. Und ich glaube, dass es mir sehr geholfen hat. Aber genau kann ich mich an diese Zeit meiner frühen Kindheit nicht erinnern. Kinder, die eine schwierige Kindheit hatten, können sich oft nicht erinnern. Einige können es vielleicht, ich nicht. Das meiste ist aus meinem Gedächtnis herausgelöscht.

Wie gesagt, ich habe bis zum Alter von sechs, sieben Jahren große Gedächtnislücken. Und wenn ich später versucht hätte, meine Mutter irgendetwas zu fragen, hätte sie sofort in ihren durch und durch narzisstischen Modus geschaltet und jede Frage als Angriff auf sich gesehen: »Warum bist du immer so unzufrieden? Warum kritisierst du mich ständig?« Mehr hätte sie nicht gesagt. Ich hätte kein Stück mehr an Informationen aus ihr herausgeholt. Und aus meinem Vater ebenso wenig. Er war in dieser Hinsicht ebenfalls unfähig, zu sprechen.

Es stellte sich heraus, dass ich sehr gern in die Schule ging. Ich lernte gut, sodass die Sorgen meiner Eltern nicht mehr mir, sondern wieder ihrer Ehe galten. Mein Vater arbeitete als Verkäufer in einem großen Laden. Er war dafür verantwortlich, Kunden in deren Gardinen- und Teppichwahl zu beraten. Dies war für ihn eine tägliche Frustration, da seine Leidenschaft seit dem Alter von 14, 15 Jahren eigentlich der Malerei galt. Er hatte bereits viele Skizzen, Zeichnungen und Bilder angefertigt und wäre sehr gern auf eine Kunstakademie gegangen. Sein eigener Vater, von Beruf Maler und Anstreicher, wollte davon aber nichts wissen und forderte von ihm, einen bodenständigen Beruf zu ergreifen. Er finanzierte meinem Vater eine Lehre als Schaufensterdekorateur. Dem machte es Freude, Menschen in Sachen Farben und Materialien zu beraten – er war darin auch geschickt. Aber innerlich litt er. Kein Künstler, und der hätte mein Vater durchaus werden können, ist glücklich, wenn er statt Kunst Dekoration fabriziert.

IM EXIL

Bereits als ich ungefähr vier Jahre alt war, habe ich gespürt, dass mir meine Eltern nicht das geben können, was ich brauche. Ich war klein und musste selbstverständlich bei ihnen bleiben, aber mental habe ich im Exil gelebt. Keiner hat sich dafür interessiert, wer ich war. So war ich de facto allein. Und weil es für mich immer schon so gewesen war, ging ich davon aus, dass sich *jeder* allein fühle. Heute fühlen sich immer weniger Kinder einsam. In dieser Hinsicht haben sich Eltern in den letzten 20 Jahren wirklich verbessert.

Damals jedoch war niemand daran interessiert, wer du bist, gleichgültig ob als Erwachsener oder als Kind. Da gab es keinen Unterschied. Und deswegen waren so viele Menschen einsam. Und so habe ich gedacht, dass alle Kinder in derselben Lage seien wie ich. Natürlich gab es damals einige Menschen, die verheiratet waren und das besser machten als meine Eltern. Die einen respekt- oder sogar liebevollen Umgang miteinander hatten und die existenziell sinnvolle Gespräche miteinander führten, aber das war sicherlich absolut die Ausnahme. Ich kannte es jedenfalls nicht. Und so habe ich mir eine eigene Welt zurechtfantasiert und habe mich in ihr auch wohlgefühlt! Den meisten Menschen macht die Einsamkeit zu schaffen, ich aber kenne gar keinen anderen Zustand. Aus mir konnte gar kein soziales Tier werden, ich habe nicht mal aus Versehen versucht, mich mit Menschen zu umgeben, nur um nicht allein zu sein, auch später als Therapeut nicht. Zum anderen bin ich äußerst befähigt, für mich selbst zu sorgen. Ich brauche niemanden, der sich um mich kümmert, was manchmal schwierig ist, denn wie soll man sich auf jemanden beziehen, der so unabhängig ist? Als Kind nahm ich an, dass alle Menschen so existieren.

DAS KIND UND DIE LIEBE

Als ich neun Jahre alt war, verlor mein Vater seinen Job, und wir mussten in die Geburtsstadt meiner Mutter, nach Ebeltoft, ziehen. Einer der Brüder meiner Mutter war ein erfolgreicher Geschäftsmann und besaß einen Möbelladen. Mein Vater war gezwungen, eine Arbeit in diesem Laden anzunehmen – das bedeutete für ihn die endgültige Erniedrigung. Er bekam fürchterliche Kopfschmerzen und ein blutendes Magengeschwür. Nach der Arbeit musste er sich immer ausruhen. Deshalb legte er sich tagtäglich auf ein Bett, das sich in unserem Wohnzimmer befand. Zudem schluckte er Unmengen an Schmerztabletten. Wir sahen ihn nur selten – meist nur morgens, wenn er aufstand. Stets wurden wir angehalten, uns ruhig zu verhalten. Nicht allzu lange danach erkrankte meine Mutter an Tuberkulose und kam für ein Jahr in ein Rehabilitationszentrum für Lungenkranke. In dieser Zeit sorgten drei oder vier junge Mädchen für meinen Bruder und mich. Wenn eines ging, kam das nächste.

Meine Kindheit war also von den Krankheiten meiner Eltern überschattet. Die gesundheitlichen Probleme meines Vaters waren aus heutiger Sicht eindeutig psychosomatisch. Er lebte in einer schrecklichen Ehe und kam da nicht heraus. Er hatte nicht den Mut, meine Mutter zu verlassen. Es war für ihn wie in einem Gefängnis. Nur dass er den Schlüssel gehabt hätte. Er besaß jedoch nicht den Mut, für sich selbst einzustehen. Er hatte diesen Mut nicht gegenüber seinem eigenen Vater und auch nicht gegenüber seiner Frau. So war das! Man könnte einwenden, zu diesen Zeiten sei das eben nicht so einfach gewesen. Aber was soll das? Es ist nie einfach!

Wenn sich Leute heute scheiden lassen, ist es ja auch nicht einfach für sie. Für mich gibt es da keine Entschuldigungen. Für meinen Vater nicht, für mich selbst nicht, für niemanden. Wenn du mit deinem Leben nicht zufrieden bist, dann verändere es. Denn wenn du es nicht machst, wirst du deine eigene Familie damit kontaminieren. Dafür kann ich kein Verständnis aufbringen und auch keine Geduld.

Klienten sagen oft: »Das ist aber schwer!« Und ich sage: »Ja, das ist es. Aber hat dir jemals einer versprochen, dass es einfach werden würde? Weißt du, das Leben ist schwierig!« Oder wie es ein amerikanischer Professor ausgedrückt hat: »Das Leben ist hart und dann stirbst du.« Erwarte kein Glück.

Ich glaube aber, dass wir viel erreichen, wenn es uns gelingt, uns zu verändern, so wie ich es im Nachwort zu meinem Buch *Liebende bleiben. Familie braucht Eltern, die mehr an sich denken* geschrieben habe. Wenn wir unsere Vorstellung hinsichtlich der Ehe oder wie wir als Paar leben möchten, ändern. Weil wir noch immer so tun, als lebten wir wie vor 40 oder 50 Jahren. Dabei ist doch offensichtlich geworden, dass es so nicht funktioniert. Mein Vorschlag ist, dass wir für auf Liebe basierenden Beziehungen zwischen zwei Erwachsenen einen anderen, sinnvolleren Weg finden. Und ich bin überzeugt, dass viele öffentliche Institutionen bald Kurse und Seminare beginnen werden, die mit Eltern und Paaren zusammen erarbeiten, dass Liebesbeziehungen heute anders zu gestalten sind als früher. Die von mir gegründeten, international tätigen Familienwerkstätten »familylab« haben bereits damit angefangen.

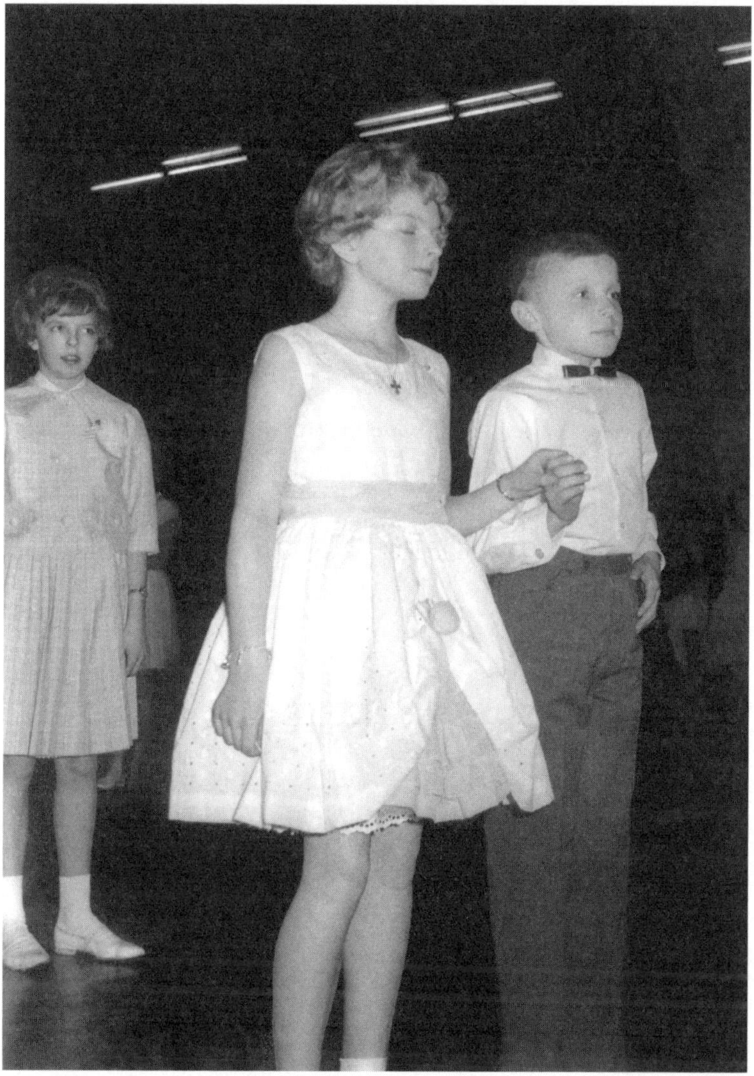

Meine Mutter: »Alle netten Jungen
wollen tanzen lernen,
und du bist doch ein netter Junge.«

Die meisten von uns haben in ihrem Leben drei, vier, manchmal fünf Liebesbeziehungen. Wie können wir unter diesen Voraussetzungen uns selbst und unsere Kinder darauf vorbereiten, enge Beziehungen zu bewahren und sie gleichzeitig zu ändern? Heute gehen wir noch davon aus, dass eine Trennung oder Scheidung nicht passieren sollte. Also müssen wir anfangen zu lernen, wie wir, wenn es denn geschieht – und es geschieht ständig –, damit am besten umgehen. Denn auch die Kinder werden die Erfahrung mit zwei oder drei Bonusfamilien machen, wenn sie aufwachsen. Und sie selbst werden zwei, drei Beziehungen hintereinander haben und nicht diese eine, »bis dass der Tod uns scheidet«. Statt daraus eine Tragödie zu machen, sollten wir darin im Jahr 2020 lieber eine grundlegende Komponente des Lebens sehen. Es ist eine neue Welt, in der wir leben.

ZUFLUCHTSORT WALD

Ich habe es »Indianern« zu verdanken, dass das Leben in meinem Elternhaus, als ich etwa acht Jahre alt war, erträglich wurde. Sie kamen mir in Form eines »Indianerclubs« zu Hilfe, der damals von der größten Zeitung Dänemarks ins Leben gerufen worden war. Gierig verschlang ich die Indianerbeilagen der Zeitung – sie erschienen immer sonntags, besaßen ein hohes fachliches Niveau, sie waren gut geschrieben und anschaulich mit detailgetreuen Zeichnungen illustriert. Nach einigen Monaten der Lektüre entschloss ich mich, mir in dem nahe liegenden, nicht weit von unserem Haus in Ebeltoft entfernten

Wald ein Tipi zu bauen. Die meiste Zeit war ich dort allein, manchmal aber auch mit Freunden. Nach und nach fing ich an, meine ganze Freizeit im Wald zu verbringen. Obwohl meine Eltern es nie ausgesprochen haben, bin ich mir sicher, dass sie insgeheim sehr froh waren, dass ihr Sohn endlich ein spannendes und lehrreiches Interessengebiet für sich entdeckt hatte, endlich ein »gesundes Interesse«, wie es damals hieß. Und deswegen erlaubten sie mir, das Haus zu verlassen. Ganz einfach. Ende des ersten Jahres hatte ich dort ein vollständig ausgestattetes Zuhause. Und irgendwie schienen meine Eltern verstanden zu haben, dass dies meine persönliche Angelegenheit war, in die sie sich nicht einzumischen hatten.

Auch erklärte ich mir ihre Erlaubnis damit, dass sich mein Vater für mich einsetzte, wenn ich nicht anwesend war. Und eine andere Theorie lautete, dass meine Eltern davon ausgingen, es sei sowieso nur eine Phase, die mit Einbruch der Kälte im Herbst aufhören werde. Doch tatsächlich ging es drei, vier Jahre so weiter, und in all den Jahren wurde ich von unserem Familienhund, einer schwarzen Dachsbracke, begleitet. Später, mit elf oder zwölf Jahren, habe ich dann auch draußen im Tipi übernachtet.

Der Wald war mein Zufluchtsort. Es gab nur mich, den dänischen Indianer, die Bäume, Blumen und Tiere. Ab einem gewissen Zeitpunkt habe ich damit sogar Geld verdienen können: Ein entfernter Verwandter von mir arbeitete als Tierpräparator in Kopenhagen – damals verfügten alle Schulen über eine Sammlung ausgestopfter Tiere. Und er bat mich, für ihn Eichhörnchen und Vögel – von Falken bis hin zu ganz kleinen Vögeln – zu erlegen und sie ihm zu bringen. Und das habe ich auch gemacht, schließlich war es für Jungen auf dem Land damals üblich, mit einem Gewehr auf die Jagd nach Tieren zu gehen. Viele meiner

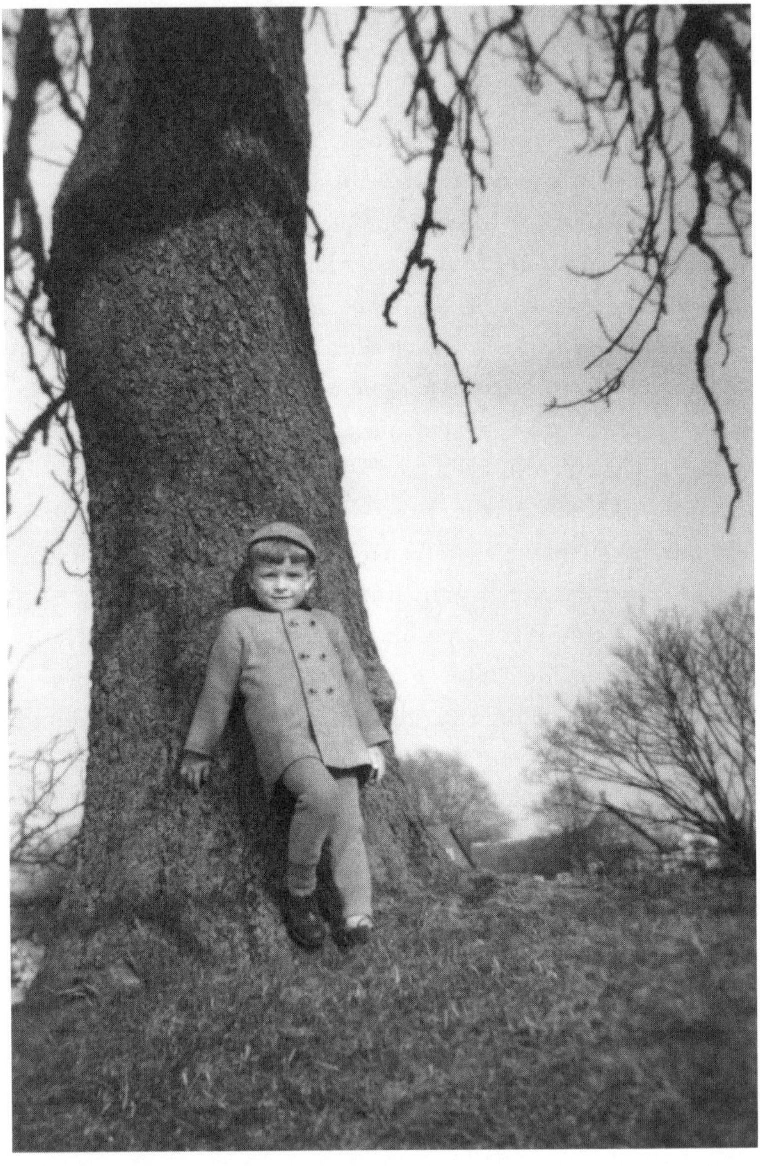

Ich liebte den Wald.

Schulkameraden gingen mit ihren Vätern, wenn sie sieben oder acht Jahre alt waren, auf die Jagd. Das war etwas ganz Normales. Mein Verwandter aus Kopenhagen beschaffte mir also ein Gewehr, und ich gab ihm die Tiere zum Ausstopfen.

Jedes Mal, wenn ich diese Geschichte von meinem Aufenthalt im Wald heute als Erwachsener erzähle, schauen mich vor allem Frauen besorgt an und sagen: »Du musst dich sehr einsam gefühlt haben!« Was sie nicht wissen können, ist, dass ich den Unterschied zwischen existenziell bedrohlicher Einsamkeit und Alleinsein seit meinem vierten Lebensjahr kannte.

SCHULE UND GEHORSAM

Obwohl mich die Lehrer als schwierig oder sogar verhaltensgestört einstuften, ging es mir in der Schule gut. Ich war intellektuell einfach gut drauf. Hätte ich auf dem geistigen Niveau allerdings genauso versagt wie auf dem sozialen, wäre ich in ernsthafte Schwierigkeiten geraten. Mein »Verbrechen« war, dass ich nur 96 Prozent gehorsam war. Vom ersten Schultag an entschied ich mich, allein und direkt gegenüber vom Katheder des Lehrers zu sitzen. Und ich saß meist ziemlich lässig da, halb abgewendet von seinem Pult, mit dem Stuhl nach hinten gekippt und einem Fuß auf dem freien Stuhl neben mir. Fünf Jahre lang hielten mir deswegen alle Lehrer eine Standpauke, schimpften und bestraften mich, aber ohne Erfolg. Eines ihre Standardargumente war: »Jesper, stell dir vor, was passieren würde, wenn sich jeder so benehmen würde wie du?« Und eine meiner Stan-

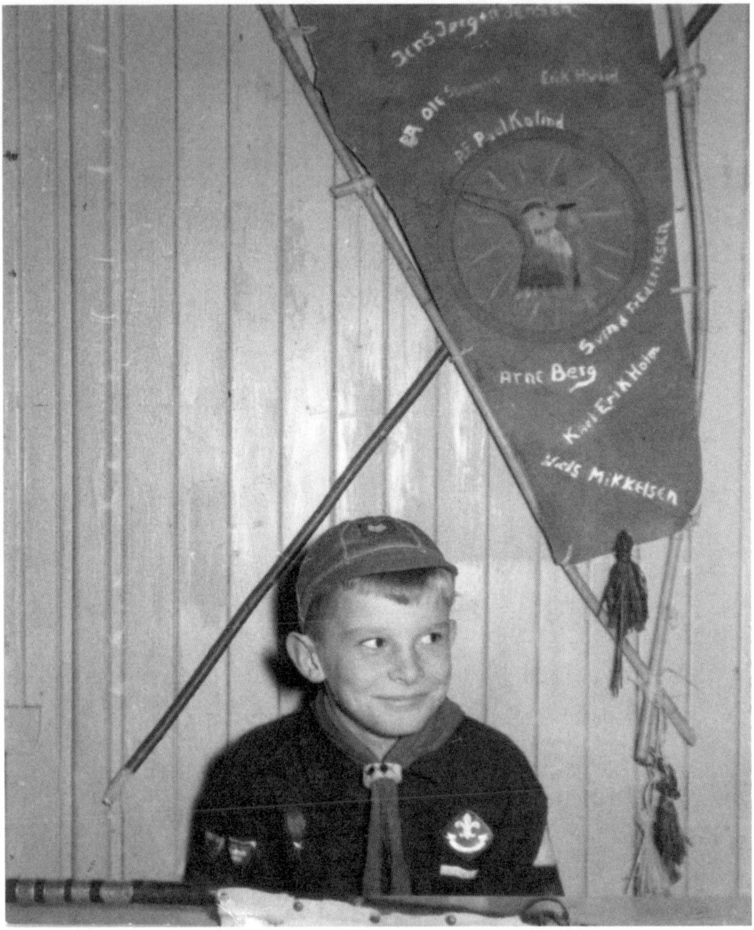

Pfadfinder zu sein
hat mir das Leben gerettet.

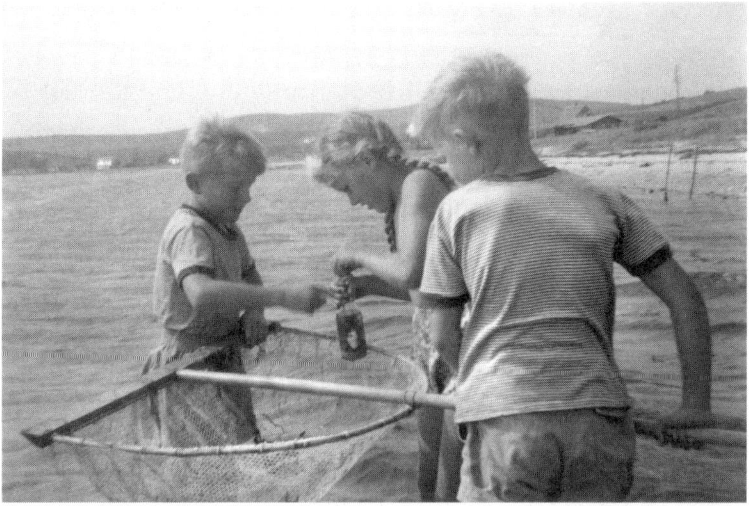

Krabbenfischen in Ebeltoft mit Freunden.
Ich bin der Junge mit dem Rücken zur Kamera.

dardantworten war: »Aber ich bin der Einzige.« So lernte ich zum ersten Mal die Ohnmacht der traditionellen Pädagogik kennen.

In meiner Freizeit liebte ich es, Badminton und Fußball zu spielen. Außerdem trat ich den Pfadfindern bei, was mir großen Spaß bereitete. Ich mochte es, neue Dinge kennenzulernen. Noch viel mehr mochte ich jedoch den Mann, der unsere Pfadfindergruppe leitete: Er war wohl die erste erwachsene Person, die mir auf einer gleichwürdigen Ebene begegnete. Ich blieb also Pfadfinder, bis ich die Schule abschloss.

14 JAHRE ALT

Als ich 14 Jahre alt war, bekam ich zu Neujahr in meinem letzten Schuljahr auf der Realschule eine Meningitis (Hirnhautentzündung). Zwei Monate war ich abwechselnd im Krankenhaus und zu Hause. Ich war die meiste Zeit nicht bei Bewusstsein, aber ich kam dreimal zu mir, als der Arzt mich untersuchte – beim ersten Mal war ich blind, beim zweiten Mal konnte ich nicht gehen, beim dritten Mal nicht sprechen. Und ich habe jedes Mal geschwiegen. Das war – nach meinem Rückzug in der Kindheit – die zweite große Entdeckung, wie ich meiner Familie helfen konnte: Mein Schweigen entlastete sie. Da mein Vater und meine Mutter sehr oft krank waren, wollte ich sie nicht damit belasten, wie krank ich selbst war. Ein Jahr später geschah etwas Ähnliches. Ich nahm an einem Fahrradausflug meiner Schule teil. Als ich einen steilen Hang hinunterraste, stürzte ich. Es gelang mir, meine Verletzung sechs

Wochen lang geheim zu halten: Jeden Morgen vor Schulbeginn ging ich zum Strand und wusch mir meine Wunden mit salzigem Wasser. Dieses Phänomen habe ich sehr viel später *Kooperation* genannt, und ich werde in diesem Buch noch mehrere Male darauf zurückkommen, weil sie ein Grundelement im Verhältnis des Kindes zu seinen Eltern darstellt.

DAS ENDE MEINER SCHULZEIT

Etwas später legte ich meine Abschlussprüfungen ab. Ich bestand sie mit Bestnoten – bis auf Latein, Mathematik und Physik. In diesen drei Fächern bin ich wie immer in meiner Schulzeit durchgefallen. Mein Hirn konnte schon damals einfach nicht mit Zahlen und Systematik umgehen oder analytisch arbeiten. Was verhindert hat, dass ich auf eines der beiden ansässigen Gymnasien kam, denn weder das Gymnasium mit wissenschaftlich-mathematischer noch das mit sprachlicher Ausrichtung kam unter diesen Voraussetzungen für mich infrage. Für mich war das insofern kein Problem, als ich mich bereits längere Zeit mit dem Gedanken beschäftigt hatte, später einmal Lehrer zu werden, wofür der Besuch eines Gymnasiums nicht erforderlich war. Also besuchte ich eines Tages den Rektor des Teacher Training College, einer Art Pädagogische Fachhochschule, und erkundigte mich bei ihm nach den Möglichkeiten, die es für mich geben könnte. Er antwortete mir: »Wir würden dich sehr gern hier haben, aber du brauchst noch etwas Lebenserfahrung. Komm in zwei, drei Jahren wieder!«

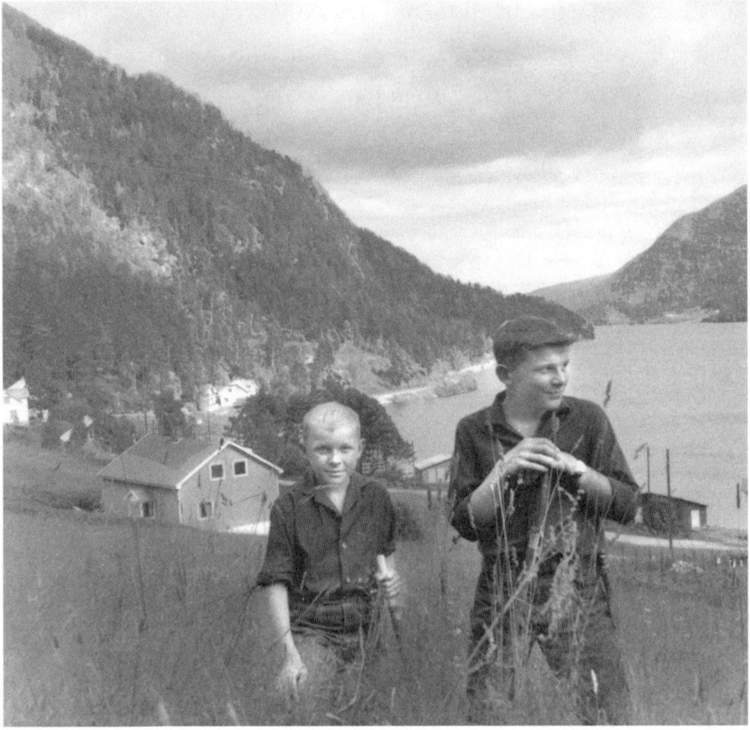

Mit meinem Bruder in Norwegen.

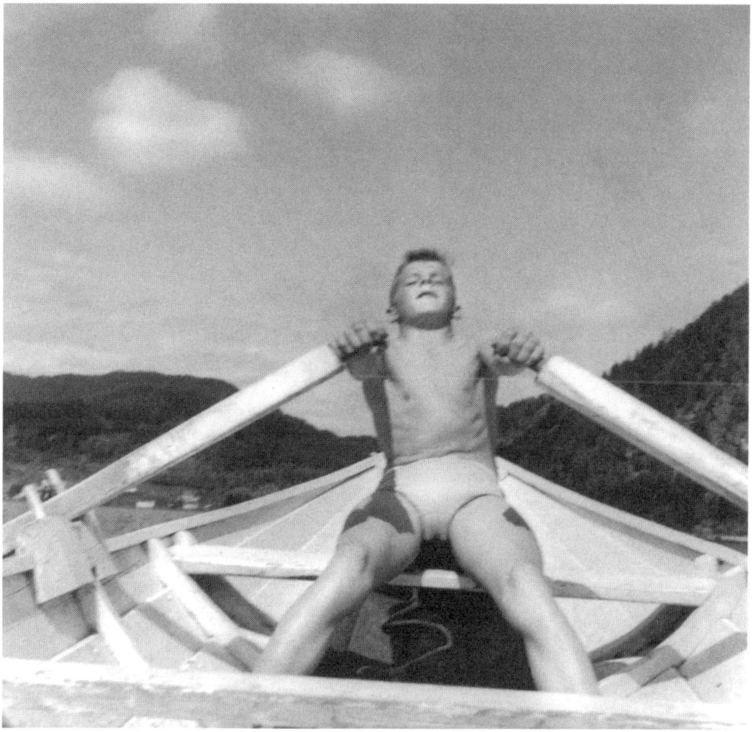

Unsere Ferien in Norwegen
waren die ersten und einzigen
außerhalb Dänemarks.

AUF DEM MEER

DIE MS CAMBODIA

Als ich die Realschule abgeschlossen hatte, wollten meine Eltern, dass ich mir in meiner Heimatstadt Arbeit suche. Und kaum war eine Woche vergangen, hatte mir meine Mutter bereits einen Job bei einem Baustoffhandel verschafft. Genau zu dieser Zeit kam wie ein Gesandter Gottes ein entfernter Cousin von mir zu Besuch, der in Thailand, genauer gesagt, in Bangkok arbeitete. Er war dort Manager eines pharmazeutischen Unternehmens und besaß ausgezeichnete Kontakte zu der damals größten dänischen Reederei, der East Asiatic Company (ØK). Also schlug er vor, mir einen Job auf einem Schiff zu suchen, das unter deren Flagge fuhr. Für diese Idee schloss ich ihn sofort ins Herz. Meine Mutter hingegen fand den Vorschlag weniger gut. Sie versuchte unentwegt, mich mit einem Lasso wieder einzufangen. Aber es gelang mir immer wieder, mich aus der Schlinge zu ziehen.

Mein Onkel organisierte mir dann tatsächlich einen Job auf einem Schiff. Es hieß MS Cambodia, war 1944 in Bremerhaven gebaut worden und ein Zubringer zu U-Booten gewesen. Und es war meine Rettung.

Auf diesem Schiff war ich als Schiffsjunge tätig. Es gab außer mir noch drei weitere Schiffsjungen: Einer arbeitete in der Mannschaftsmesse auf dem Deck, der andere in der Offiziersmesse und der dritte in der Maschinistenmesse. Mich beschäftigte man in der Kombüse. Als Sprössling aus einfachen

Verhältnissen war es für mich leicht, mich in die unterste Hierarchieebene einzufügen.

Die Kombüse hatte einen Koch und einen Jungkoch. Wir hatten sogar einen eigenen Bäcker; er war für Brot, Nachspeisen und Backwaren verantwortlich. Seine Arbeit begann um vier Uhr in der Früh. Er war auch damit beauftragt, den Jungkoch und mich – wir fingen unsere Arbeit um sechs Uhr an – aufzuwecken. Neben der Küchenarbeit fand ich eine weitere Gelegenheit, zusätzlich etwas Taschengeld zu verdienen, indem ich die weißen Tropenuniformen der Offiziere wusch, bügelte und stärkte. Auf meiner ersten Fahrt wurde der Jungkoch jedoch krank und musste zurück nach Dänemark geflogen werden, um dort operiert zu werden. Mein Chef, der Koch, war 55 Jahre alt und hatte zeit seines Lebens in Hotels gearbeitet. Er war dann zur See gefahren, weil ihn seine Ehefrau verlassen hatte. Und er war ein starker Trinker geworden. Auf dem Schiff verbot man ihm, Alkohol zu kaufen. Doch nach einem Monat hatte er eine Alternative gefunden – er fing an, Aqua Velva, ein After Shave mit hohem Alkoholgehalt, zu trinken. Wir hatten bereits die Mitte des Suezkanals erreicht, als er in ein Delirium tremens fiel, sodass ich ein zweites Mal befördert wurde – bei gleichbleibender Entlohnung. Zudem musste ich dreimal täglich in seine Kabine gehen, um ihn zu beruhigen, denn seine Fantasie produzierte Schlangen und Krokodile am laufenden Band. Für meine Hilfe, ihn vom Trinken abzuhalten, war er mir nicht wirklich dankbar.

ALS KÜCHENJUNGE KOCH

Nachdem mein Chef in der Kombüse nun auch noch ausfiel, blieb ich als einziger Koch übrig. Der Hauptverantwortliche für die Schiffsküche war der Chefsteward, der sich allerdings äußerst selten in der Küche blicken ließ. Bereits um elf Uhr morgens saß er in seiner Kabine und trank mit einer Stewardess Gin Tonic. Mit anderen Worten: Das Catering für 62 Crewmitglieder und 15 Passagiere wurde mir überlassen. Ich wiederum war nicht völlig unvorbereitet für diesen Job: Mir hatte es immer schon gefallen, meiner Mutter beim Kochen zuzuschauen – egal, ob sie für uns zu Hause oder im Restaurant meiner Tante kochte. Da ich ein Junge war, erlaubte man mir nie, zu helfen, aber jetzt, da ich plötzlich selbst zum Koch avanciert war, stellte ich fest, wie viel ich durch das einfache Beobachten gelernt hatte.

An Bord hatte ich lediglich ein Kochbuch zur Verfügung – es handelte sich dabei allerdings um ein Kochbuch für Profis. Es bot zwar eine beträchtliche Auswahl an Speisen, aber da es für ausgebildete Köche geschrieben war, fehlten die Details für Anfänger, was ich sehr bald schmerzhaft entdecken sollte. Eines Tages kochte ich Schweineherzen nach traditioneller dänischer Art: mit Petersilie gefüllt. Was mir das Buch nicht verriet, war, dass man zuerst aus jeder Herzkammer das Blut entnehmen muss. Ich hatte einen 40-Liter-Topf zubereitet und ihn zunächst den Matrosen serviert. Fünf Minuten später kam der Toppsmatrose in die Küche, nahm den Topf und leerte ihn auf dem Fußboden aus. Er sagte kein Wort. Als ich die dunkelrote Masse aufwischte, erkannte ich meinen Fehler.

Abgesehen davon musste ich meine große Prüfung jeden Morgen schon in der Früh bestehen. Gemäß dem Tarifvertrag zwischen Gewerkschaft und Reederei hatte jeder Seemann an Bord das Recht auf zwei Frühstückseier, die ihm wunschgemäß – sieben oder neun Minuten gekocht, als Spiegelei, Rührei oder Omelett zubereitet – serviert werden mussten. Demnach jonglierte ich jeden Morgen von halb sieben bis halb acht mit ungefähr 30 Töpfen und Pfannen. Waren die Eier nicht genau so zubereitet, wie gewünscht, ließen die Matrosen sie zurückgehen.

Ich arbeitete jeden Tag von sechs Uhr morgens bis zwei Uhr nachmittags und von vier Uhr nachmittags so lange, bis am Abend alles erledigt war. Wann ich fertig wurde, hing vom Chefsteward ab. Eine meiner Aufgaben war, die Küche von oben bis unten zu reinigen und zu säubern – das heißt: alle Flächen, Wände, ja sogar die Decke der Kombüse. Alles musste mit sehr heißem Seifenwasser und danach mit klarem Wasser abgewaschen werden. Die Küche war 40 Quadratmeter groß, daher war dies keine leichte Aufgabe, aber sie war natürlich sinnvoll. Wenn der Chefsteward zu mir herunterkam, in guter Stimmung und nur moderat angetrunken, sah er sich alles an und machte das Daumen-hoch-Handzeichen. Fand er an schlechten Tagen Reste von Dreck auf den Regalen oder Fett unter dem Kühlschrank, befahl er mir, die ganze Küche noch einmal sauber zu machen und ihn wieder zu rufen, damit er sie noch mal begutachtete. Mit etwas Glück war ich mit meiner Arbeit dann um zehn Uhr abends fertig; hatte ich Pech, wurde es Mitternacht.

Den Höhepunkt seines irrationalen Verhaltens erlebte ich sehr bald. Eines Tages, als ich einen seiner Befehle hinterfragte, wurde er so wütend, dass er mir befahl, den großen Raum unter Deck aufzuwischen. Dort lagerte das Bier für unsere siebenmonatige Tour, ungefähr 40 000 Bierflaschen, verpackt in Holzkisten, in denen sich jeweils 50 Flaschen befanden. Die leeren Flaschen kamen in den Lastraum. An jenem Tag hatten wir noch ungefähr 25 000 volle Bierflaschen in den Kästen. Ich schrubbte also den Boden und rief danach den Chefsteward zur Inspektion. Er war mit meiner Arbeit zufrieden und sagte: »Aber du bist noch nicht fertig!« Ich fragte ihn, was er denn mit »ich sei noch nicht fertig« meine. Er erklärte, ich solle alle Bierkisten auf die saubere Fläche stellen, den restlichen Boden auch aufwischen und sie dann alle wieder zurückstellen. Einmal mehr erwies sich die Erfahrung aus meiner Kindheit und Jugend als durchaus hilfreich. Von einem Offizier mit durch Alkohol verursachtem Größenwahn hin und her geschoben zu werden, war für mich keine ungewohnte Erfahrung. Am Beispiel meines Vaters hatte ich gelernt, wie man mit Demütigung lebt.

AN BORD

Im Ganzen war die Erfahrung, ein Seemann zu sein, für mich großartig. Zu meiner Familie hatte ich die Distanz, die ich wollte. Und ich hatte die Gelegenheit, viele interessante Ort zwischen Kopenhagen und Kōbe in Japan zu sehen: Hamburg, Bremerhaven, Rotterdam, Genua, Alexandria, Penang in Malaysia, Singapur, Bangkok, Manila, Hongkong, Shanghai, Tokio. Die MS Cambodia transportierte alles, von Nähnadeln bis zu Traktoren, sie war ein Schiff, das Stückgut verschiffte, was bedeutete, dass wir uns in jedem Hafen vier bis zehn Tage aufhielten. Trotz meines Arbeitspensums hatte ich also die Möglichkeit, unsere verschiedenen Zielorte zu erkunden. Sowohl seitens der Crewmitglieder als auch seitens der Offiziere brachte man mir dabei einen gewissen Respekt entgegen. Das zumindest hatte ich erreicht – einfach nur, weil ich imstande war, hart zu arbeiten und mich wie ein Maultier zu verhalten: Wenn man mir befahl, zu ziehen, zog ich, und wenn man mir befahl, stehen zu bleiben, blieb ich stehen.

Zwei Jahrzehnte später habe ich für diese geerbte Eigenschaft den Preis gezahlt – in Form eines ernsten Burn-out-Syndroms. Das war das Schicksal vieler Menschen meiner Generation: Sie waren zu genau den menschlichen Wesen geworden, die Staat, Schule und Eltern haben wollten. Die antiautoritäre Bewegung 1968 hat dieses Projekt zerstört und die meisten mit der großen Aufgabe betraut, herauszufinden, wer sie sind und was sie wollen. Eine Aufgabe, auf die keiner vorbereitet war, auch ich nicht.

✧

Das Leben an Bord des Schiffes verlief nach eigenen Ritualen und Routinen, es war wie eine kleine Welt für sich, sogar mit einer eigenen Sprache. Der Großteil der Matrosen war zwischen 40 und 60 Jahren und hatte im Grunde eine recht bürgerliche Vorstellung vom Leben. Sie arbeiteten während der sechsmonatigen Fahrt die ganze Woche über sehr hart und diszipliniert, Freitag- und Samstagabend betranken sie sich, und Sonntag schliefen sie ihren Rausch aus. Montag begann alles wieder von vorn. Mit zwei Seeleuten aus Schweden hatte ich mich in dieser Zeit besonders angefreundet. Der eine war ein riesiger Kerl und Zimmermann an Bord und nahm mich ein wenig unter seine Fittiche. Vor allem, wenn wir in den großen Städten ausgingen. Seine und die Ratschläge der anderen waren eine große Orientierungshilfe.

Ich machte drei sechsmonatige Trips mit der MS Cambodia: jedes Mal von Kopenhagen nach Kōbe im Norden von Japan mit vielen Zwischenstopps unterwegs. In Manila zum Beispiel mussten wir vorsichtig sein, wenn wir an Land gingen: Es gab dort einige Wahnsinnige, die mit Pfeil und Bogen auf Menschen schossen. In Hongkong waren es Schneider, die uns auf der Suche nach Aufträgen mehr als bedrängten – sie schneiderten Hemden, Anzüge und Uniformen, alles feinste Handarbeit, gute Qualität und sehr preisgünstig. In Bangkok war es eine Gruppe Prostituierter, die uns überrumpelte – vor allem den Matrosen gegenüber, mit denen sie beim letzten Mal eine gewisse Zeit verbracht hatten, verhielten sie sich durchaus »besitzergreifend«. Sie kamen auf unser Schiff und verbrachten acht bis zehn Tage mit uns an Bord. In Shanghai empfingen uns Maos Milizen und Zollbeamte, alle hatten die gleiche blaue Bürgeruniform an.

Von der Besatzung an Bord waren aber alle zu mir sehr freundlich. Auch weil sie sahen, dass mein Job eigentlich unmöglich war, schließlich wurde ich ganz schön ausgebeutet, womit die Company glücklich und zufrieden war. Wenn ich gegen etwas protestierte, was schon mal vorkam, verwies man mich auf einen Paragrafen im Schiffsrecht, der besagte, dass ich den Befehlen derer, die in der Hierarchie über mir standen (und das waren eigentlich alle), zu folgen hätte. Andernfalls drohte Bestrafung. So musste ich letztlich machen, was man mir auftrug, und ich machte es. Ich habe an Bord dieses Schiffes viel gelernt, unter anderem nahm dort meine Leidenschaft fürs Kochen ihren Ausgangspunkt. Und auch, wenn ich mich damals beklagt habe, fühlte ich mich nie als Opfer.

AUF HEIMATURLAUB

Einmal war ich für drei Wochen wieder zu Hause, es wurde allerdings kein durchschlagender Erfolg. Indirekt schuld daran war der Konkurrenzkampf zwischen den zwei damals größten Reedereien Dänemarks, eine war Mærsk, die es immer noch gibt, und die andere die East Asia Company (EAC), die heute nicht mehr existiert. Auf Dänisch hieß sie »Det Œstasiatike Kompagni (ŒKo)«, und sie war damals größer als Mærsk. Die ŒKo-Seeleute trugen einen Ring in ihrem linken Ohr, die Mærsk-Leute hatten einen im rechten Ohr. So konnte man auf den ersten Blick erkennen, wer zu welcher Reederei gehörte und mit wem man sich prügeln konnte. Als ich nun Heimaturlaub hatte und für drei Wochen nach Hause kam, machte dieser Ohrring meine Mutter völlig verrückt, und sie wollte, dass er verschwinde, aber ich beharrte darauf, ihn weiter zu tragen. Für meine Mutter war es nie wichtig, wer ich war, sondern immer nur, wie ich nach außen gewirkt habe. Was würden ihre Freundinnen sagen, wenn ihr Sohn einen solchen Ohrring trug? Das war damals, vor der Hippie-Zeit, ja noch ziemlich ungewöhnlich. Sie war also alles andere als glücklich darüber.

Zu meinem Vater hatte ich damals kaum Kontakt, und ein richtiges Gespräch fand im Grunde nicht statt. Allerdings gab es einen interessanten Vorfall. Mein Vater und ich besuchten den älteren Bruder meines Vaters, der so etwas wie eine moralische Instanz in der Familie war. Der hatte mir über die Reederei immer wieder Briefpost auf See zukommen lassen. Warum er mir so oft schrieb, war mir ein Rätsel, denn ich hatte nie eine enge Beziehung zu ihm. Aber er tat es wohl einfach aus Pflichtgefühl heraus. Er war sein ganzes Leben ein Pfadfinder gewesen und er tat immer, was er für seine moralische Pflicht hielt. Seine christliche Pflicht.

Ich hatte neun Cousinen, also nur Mädchen, und war der einzige Junge. Als mein Vater und ich nun diesen Teil der Familie besuchten, war ich nicht gerade begeistert, und auch mein Vater zeigte keine Freude. Aber es gab wohl irgendeinen Grund, warum wir es gemacht haben. Alles lief wie gehabt, sie stellten mir zwei, drei Fragen, und dann fingen sie auch schon an, über sich selbst, ihre Gesundheit zu sprechen, dann über die Gesundheit ihrer Nachbarn, Freunde usw. Da sah ich meinen Vater kurz an und verließ den Raum. Und mein Vater erwiderte meinen Blick, und ich meinte ein Nicken zu sehen. Er schien zu wissen, warum ich aufstehen und weggehen wollte. Und er hat mich nicht aufgehalten, sondern gehen lassen, und mir damit das Gefühl gegeben, dass er mich verstehe und dass es in Ordnung sei. Das war das erste und einzige Mal, dass er mir zeigte, dass er zu einem intuitiven Kontakt mit mir in der Lage war. Ich hätte mir gewünscht, solche stillen Botschaften viel öfter zu erhalten – vor allem als Kind. Aber einmal war es passiert und das bedeutete viel! Denn diese Art von Botschaften bestimmt die Qualität einer Beziehung zwischen Eltern und Kindern. Die Eltern können ihre Liebe zu den Kindern nicht beweisen, sie müssen sie ihnen als stille Botschaft vermitteln. Für mich war diese Erfahrung wichtig, weil ich erkannte, dass es in dieser Situation wenigstens eine Person gab, die mit dem, was ich tat, nicht nur einverstanden war, sondern es auch verstand. Seitdem habe ich meinen Onkel und seine Familie nicht mehr gesehen. Mit meinem Vater, der starb, als ich 30 war, blieb es, wie es immer war, ohne besondere Nähe.

AARHUS.
MEINE LEHRJAHRE

SEMINARIUM UND UNIVERSITÄT

Eines Tages erhielt ich einen Brief von zu Hause. Meine Eltern informierten mich, ich müsse mich entscheiden, wie es mit meiner Ausbildung weitergehen solle. Zu diesem Zeitpunkt wusste ich nicht, ob ich noch immer Lehrer oder doch lieber Förster werden wollte – Letzteres hatte wohl mit meiner Liebe zum Wald zu tun. Ich habe es an Bord der MS Cambodia ausgewürfelt. Und auf diese Weise besiegelte tatsächlich ein Würfelwurf mein Schicksal – die Berufswahl fiel auf Lehrer.

Im April 1966 kehrte ich nach Dänemark zurück und fand zunächst einen Aushilfsjob als Bauarbeiter beim Bau des Fährhafens von Ebeltoft. Im September bin ich dann erneut von zu Hause aufgebrochen, dieses Mal nach Aarhus. Meine Ausbildung als Lehrer sollte fünf Jahre dauern, nur für Schüler, die auf dem Gymnasium waren, dauerte sie drei Jahre.

Es war die ideale Ausbildung für mich, ein große Tour d'Horizon durch die Kulturgeschichte. Und ich konnte meine Hauptfächer selbst wählen – Religionsgeschichte und Weltgeschichte! Religionsgeschichte wählte ich aus zwei Gründen – zum einen, weil ich als Matrose die Bekanntschaft mit vielen Menschen unterschiedlicher Religionen gemacht hatte, und zum anderen, weil der Professor für Religionsgeschichte ein exzellenter Lehrer war, zudem ein Existenztheologe und von Kierkegaard beeinflusst. Für mich als Junge aus der Provinz war es ein großes Erlebnis, als mich dieser Professor eines Tages zu sich nach Hause einlud – ich trank mit ihm und seiner Frau Tee. So ziemlich zum ersten Mal in meinem Leben hatte mich ein Erwachsener in einer gleichwürdigen Weise behandelt. Im Lauf meiner Studienjahre entwickelte sich eine auf Respekt und Gegenseitigkeit beruhende Freundschaft.

Diese Ausbildung fand am Marselingborg-Seminarium statt, das damals noch getrennt von der Universität war, heute aber zu ihr gehört.

Drei Jahre nach Beginn meiner Ausbildung am Seminarium wurde ich, nachdem ich eine Arbeit über die »Disputation zwischen Martin Luther und Erasmus von Rotterdam über den freien Willen« geschrieben hatte, von meinem Professor in Religionsgeschichte ermutigt, in Aarhus ein Studium zu beginnen, genauer gesagt an der Fakultät für »Europäische Ideengeschichte«. Und so habe ich dort, parallel zu meiner Lehrerausbildung am Seminarium, angefangen zu studieren, wobei der Dekan des Fachbereichs mein persönlicher Mentor wurde.

An der Universität habe ich nicht viele Vorlesungen besucht. Aber ich hatte das Privileg, den Leiter der Fakultät, Professor Johannes Sløk, als meinen persönlichen Berater zu haben. Abgesehen davon genoss ich die intellektuelle und kulturelle Umgebung in vollen Zügen. Zusammen mit einem guten Freund schrieb ich Kurzgeschichten, die von einem dänischen Radiosender der Öffentlichkeit zu Gehör gebracht wurden. Für unser studentisches Kabarett schrieb ich drei Jahre lang Stücke und führte Regie.

Da meine Eltern kein Geld hatten, musste ich während meiner Studienzeit so viel arbeiten, wie ich nur konnte. Für einige Jahre jobbte ich immer etwa zehn Wochen lang in den Ferien. Meine erste Stelle nahm ich in Düsseldorf an, wo ich einem

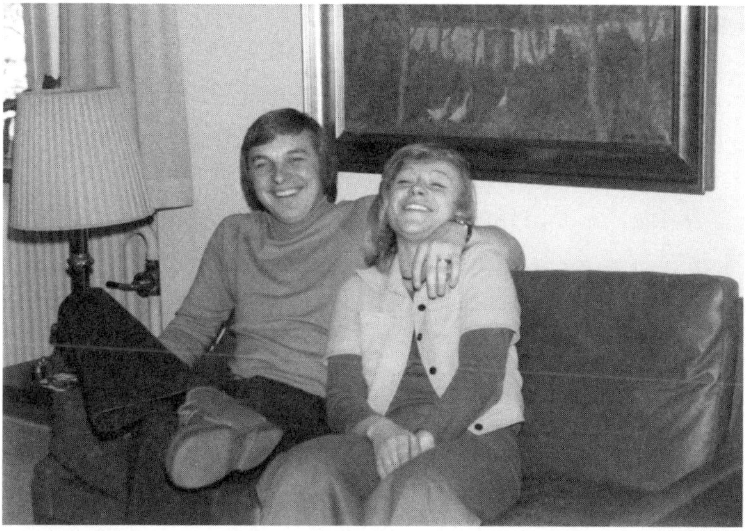

Mit meiner ersten Freundin, 1966.

dänischen Designer dabei half, seinen Ausstellungsraum zu renovieren. Nachher fand ich Arbeit in einem Lager der Warenhauskette Kaufhof. Ich mochte jedoch die militärische Atmosphäre nicht, die dort zwischen den Angestellten und Arbeitern herrschte. Also beschloss ich, mich als Bierkellner in einer der vielen Bars in der Düsseldorfer Altstadt zu versuchen. Wir servierten dort nur Düsseldorfer Altbier. Ich verbrachte Stunden damit, mit einem ausgestreckten Arm auf meinen Fingerspitzen ein Metalltablett über den Köpfen der Gäste zu balancieren. Das Lokal war stets brechend voll.

Im darauffolgenden Jahr heiratete Richard Prinz zu Sayn-Wittgenstein-Berleburg die dänische Prinzessin Benedikte. Ich war überzeugt, sie würden in Bad Berleburg einen dänischsprachigen Kellner brauchen, und nutzte die Gelegenheit, mich im Hotel Berleburger Hof zu bewerben. Das Hotel befand sich direkt gegenüber dem Schloss und war als Kurhotel bekannt.

Nachdem man bemerkt hatte, dass ich gute Arbeit leistete, wurde mir mehr Verantwortung übertragen. Ich durfte nun täglich das Frühstück sowie das Mittagessen und Abendessen für 38 Kurgäste servieren. Fast jeden Abend zwischen 17 und 22 Uhr kümmerte ich mich um die Bar. So hatte ich auch die Möglichkeit, Kontakt mit Prinz Richard aufzunehmen, der fast jeden Abend nach der Arbeit vorbeikam und den Tag mit einem »großen Pils und Korn« ausklingen ließ. Die Kurgäste, die tagsüber beinahe ausschließlich ihrer ganz persönlichen Kräuterteemischung frönten, verlangten abends doch nach Bier und Schnaps. Schon bald erfuhr Prinz Richard, dass einer meiner Traumberufe Förster war. Daraufhin lud er mich einige Male zu seinem Lieblingssport, der Wildschweinjagd, ein. So erhielt ich auch Zugang zur Schlossküche, wo drei junge dänische Frauen als Köchinnen und Babysitterinnen arbeiteten. Ich durfte auf der Jagd zwar nicht schießen, aber genoss das Reiten und die Gesellschaft des Prinzen.

Drei Jahre lang in Folge wurde ich für jeweils zwei Monate im Hotel angestellt. Ich genoss jede Minute, obwohl ich wahrscheinlich auch ausgenutzt wurde. Kellnern und Kochen blieben einige meiner liebsten Beschäftigungen. Ich kochte häufig an 40., 50. und 60. Geburtstagen meiner Freunde und Kollegen, meiner Frau und auch an meinen eigenen. Schon seit ich 18 und von meinen Abenteuern auf See zurückgekehrt war, liebte ich es, an Festtagen für meine Familie zu kochen. Ich liebte nicht nur die Anerkennung, die ich für meine Kochkünste erhielt, sondern nutzte das Kochen auch, um mein soziales »Handicap« zu verbergen – ich war nicht geübt im Small Talk, beneidete aber andere Leute um ihr Talent und ihren Spaß daran. Erst Jahre später erfuhr ich, dass einige Gäste dachten, ich wolle nur angeben.

Seither habe ich meine Familie fast jeden Tag bekocht.

✧

Nach fünf Jahren Seminarium und Universität war ich ausgebildeter Lehrer und hatte meinen Magister in europäischer Ideengeschichte in der Tasche.

Zu meiner Lehrerausbildung am Seminarium gehörte auch ein einjähriges Praktikum an einer Schule. In diesem praktischen Jahr habe ich entdeckt, dass ich gern mit Kindern zusammen bin. Es war mir eine Freude, zu unterrichten. Um genauer zu sein: Ich bemerkte, dass ich gern Kinder unterrichtete, aber Schulen hasste. Dass mir die gesamte schulische Erziehungskultur zutiefst verhasst war. Auch die Atmosphäre zwischen den Lehrern gefiel mir nicht.

Was meine Zukunft betraf, war ich dennoch nicht beunruhigt: Es war damals allgemein bekannt, dass man mit einer Lehrerausbildung alles werden konnte, was man wollte.

DER ERSTE ARBEITSPLATZ

Als ich meinen Abschluss hatte, begann ich meine Arbeit in einer Wohneinrichtung für verhaltungsauffällige neun- bis sechzehnjährige Mädchen und Jungen in Aarhus. Es waren Kinder, die vom Sozialamt aus ihrem Zuhause herausgenommen worden waren. Oft hatten sie bereits eine kriminelle Vorgeschichte, hatten Autos geklaut, im Warenhaus etwas mitgehen lassen, was sie gerade brauchten. Dazu hatten sie massive Drogenprobleme, rauchten vor allem Haschisch und nahmen LSD; diese Kinder haben einfach alles ausprobiert. Sie kamen aus allen sozialen Schichten und nicht nur aus sogenannten »zerrütteten Familien«. Das war 1971, und ich war gerade mal 23 Jahre alt.

Ich war dort aber nicht als Lehrer, sondern als Sozialpädagoge angestellt. Das hat mich stärker angezogen, und die Grenzen zwischen den Berufen waren damals nicht so strikt wie heutzutage. Insofern war es für mich damals kein Problem, dass Lehrer in der beruflichen Hierarchie höher angesiedelt sind als Sozialpädagogen.

Auf diese Weise also bekam ich Zutritt zur Welt der Pädagogen – und das geschah in einem äußerst spannenden Moment. Ein Paradigmenwechsel fand statt. In der Pädagogik rieben sich verschiedene Auffassungen aneinander: Die alte Generation setzte in ihrer Erziehungsarbeit auf starre Regeln, Strukturen und Strafen, während die jungen Pädagogen empfahlen, mit den Jugendlichen Marihuana zu rauchen. Diese neuen Pädagogen sahen im Verhalten schwieriger Kinder sogar etwas Revolutionäres und deuteten alles als politische Aktion – die 1960er-Jahre eben! Aber mich überzeugten weder die neuen noch die alten Vorstellungen, sodass ich mich weder den einen noch den anderen anschließen konnte. Da ich nicht als Sozialpädagoge ausgebildet worden war, hatte ich zudem den Vorteil, frei beobachten und eigenständig denken zu können: Ich ließ mich von den kursierenden sozialpädagogischen Theorien nicht beeinflussen oder gar vereinnahmen.

Zum einen war offenkundig, dass die Erziehungsarbeit in der Institution, in der ich arbeitete, keinerlei Früchte trug, ja es wäre sogar angemessener gewesen, sich einzugestehen, dass der Aufenthalt für die Kinder und Jugendlichen geradezu schädlich war. Das Ergebnis des Misserfolgs war bei der jüngeren Generation von Pädagogen das Signal: Es musste sich dringend etwas ändern! Mit meinem eher existenzphilosophischen Hintergrund wusste ich mir zunächst selbst zwar keinen Rat, doch war mir bewusst, dass die Ziele der Institution im Widerspruch zu ihrer Praxis standen. Das vorgegebene Ziel war, die Kinder und Jugendlichen zu verantwortlichen Menschen zu erziehen. Die pädagogische Notwendigkeit in der Praxis hingegen bestand darin, ihnen genau diese Verantwortung abzusprechen, sodass im Endeffekt Verantwortung nichts anderes bedeutete als Gehorsam.

In dieser Zeit wurde in der akademischen Welt kaum zwischen sozialer und individueller Verantwortung unterschieden.

Die Experten machten keinen Unterschied zwischen sozialen Problemen und existenziellen Ängsten und Schmerzen. Wie hätten sie da Erfolg in der Arbeit mit schwierigen, kriminellen Kindern und Jugendlichen haben können? Wenn ein Jugendlicher Autos stahl oder Drogen konsumierte, lautete das Kriterium für den pädagogischen Erfolg: Wenn er aufhörte, zu stehlen oder Drogen zu sich zu nehmen, war die Arbeit erfolgreich. Das Ergebnis war, dass diese jungen Menschen lediglich ein, zwei Jahre frei von dissozialen Symptomen waren und danach wieder Teil des kriminellen Systems wurden.

Damals gab unser National Institute for Social Science eine Studie heraus, die bestätigte, was die meisten von uns, die in den sozialpädagogischen Einrichtungen tätig waren, bereits wussten: Fünf Jahre nachdem die Jugendlichen nach ein bis drei Jahren »Behandlung« zurück nach Hause geschickt worden waren, konnte bei 33% eine Verbesserung sowohl auf der Gefühls- als auch auf der Verhaltensebene festgestellt werden; 33% zeigten Verschlechterungen in beiderlei Hinsicht und ebenso 33% schienen von unseren pädagogischen Bemühungen gänzlich unberührt. Das Beunruhigende an dieser Situation war, dass sowohl Politiker als auch Fachleute dies als »Wahrheit« über unsere Kinder hinnahmen und glaubten, zwei Drittel der Kinder seien schlichtweg nicht pädagogisch zu erreichen. Niemand wagte es, die pädagogische Philosophie oder Methode, die zu diesem traurigen Ergebnis geführt hatte, infrage zu stellen. Dies entpuppte sich auch für unsere Gesellschaft als kostspielig, denn die sogenannten »Verlierer« mussten natürlich auch in der ein oder anderen Form unterstützt werden.

Wie ich später herausfand, stellte sich die Situation in anderen Ländern sogar noch schlimmer dar als bei uns in Dänemark.

Dies inspirierte mich zu einer rhetorischen Frage, die auch die Überschrift vieler meiner Vorträge, Artikel etc. bilden sollte: Sind schwierige Kinder außerhalb der pädagogischen Reichweite oder reicht unsere Pädagogik nicht aus?

Das Ziel der damaligen pädagogischen Herangehensweise war es, asoziale bzw. soziopathische Personen als verantwortungsvolle und gesetzestreue Bürger und Bürgerinnen zurück in die Gesellschaft zu entlassen – wobei Gesetzestreue hier nicht nur nationale Gesetze betraf, sondern auch jene Regeln und Grenzen mit einschloss, die von allen möglichen Institutionen und Autoritäten festgelegt und eingefordert wurden. Mir dagegen ging es um das, was ich später *soziale* Verantwortung nennen würde. Inspiriert von den vielen Philosophen, die ich damals gelesen hatte, und in diesem Zusammenhang vor allem Søren Kierkegaard, realisierte ich, dass diese Kinder ganz unbedingt und zuallererst ihre *persönliche* Verantwortung entdecken und trainieren, also Verantwortung für ihre eigenen Gedanken, Gefühle und Handlungen übernehmen mussten. Sie hatten keinen oder nur wenig Respekt vor ihren erwachsenen Vorbildern (Eltern und Pädagogen bzw. Pädagoginnen), da diese es versäumt hatten, Verantwortung für ihre eigenen Fehler gegenüber den Kindern zu übernehmen, und stattdessen die Kinder beschuldigten.

Aus meiner Sicht musste eine nachhaltige soziale Verantwortung, die sich nicht nur zwischen den Polen Gehorsam und Ungehorsam bewegt, sondern in das gesamte Wesen des Kindes integriert ist, auf seiner persönlichen Verantwortung aufbauen: »Schlage ja keine kleineren oder schwächeren Kinder, sonst …!« – »Es ist nicht meine Schuld, ich mache das nur, weil es meine Eltern so auch mit mir gemacht haben.« Hier übernimmt das Kind keine persönliche Verantwortung.

Oder stellen wir uns vor, die Regel in einer Einrichtung lautet, dass die Kinder ihre Zimmer selbst aufzuräumen haben. Die Erwachsenen betonen dies gegenüber den Kindern. *Doch was will das Kind?* Gehorchen? Nein sagen, weil dies seine übliche Reaktion auf Autoritätspersonen ist? Oder es einfach tun, weil es durchaus Sinn macht? Wird ein Kind angeregt, nach den *eigenen* Wünschen und Bedürfnissen zu fragen, so wird sein Verhalten nach und nach von eigenen Entscheidungen geprägt. Was mir durchaus als sinnvoll erscheint, treffen die Kinder doch im Alter von elf bis 18 Jahren auf eine Handvoll erwachsener Autoritätspersonen, Pädagogen, Pflegeeltern, Lehrpersonen, Großeltern, Fußballtrainer etc., die allesamt unterschiedliche Werte und Ideen vertreten. Die Kinder wären vielleicht fähig, den meisten dieser Personen zu gehorchen, aber in einem Leben ohne inneren Kompass – der durch außenstehende Autoritätspersonen inspiriert und angeleitet wird – wären sie wohl verloren.

✧

In der Wohneinrichtung, in der ich arbeitete, gab es ein leeres Gebäude, das man einigen meiner Kollegen und mir zur Verfügung stellte, um ein neues pädagogisches Konzept auszuprobieren. Hier kamen wir mit den Kindern zusammen.

Sehr schnell begriff ich die essenzielle Bedeutung von Eltern und Geschwistern des Kindes oder Jugendlichen für den Erfolg der Therapie. Für mich war es keine Frage, die Eltern in unsere Arbeit mit diesen Kindern und Jugendlichen einzubeziehen. Denn die Tatsache, dass die meisten Kinder und Jugendlichen, mit denen wir arbeiteten, per Gesetzesgewalt von ihren Eltern getrennt worden waren, blockierte immer wieder unsere Kommunikation mit vielen von ihnen. Oft hegten die Kinder die Illusion, dass schon alles gut werden würde, wenn sie nur wieder bei ihren Eltern zu Hause wären. Konsequenterweise sagten sie uns dann: »Ich mache nicht, was du von mir willst. Ich muss auch gar nicht hier sein, denn ich kann jederzeit wieder zu meiner Mutter zurück.« Doch die Realität sah anders aus: Die meisten Eltern wollten im Grunde gar nicht, dass ihre Kinder zurück nach Hause kamen, weil sie wussten, dass sie es nicht schaffen würden, mit ihnen zusammenzuleben.

Das Machtspiel zwischen Eltern und sozialen Einrichtungen verschleierte dabei die eigentliche Realität zweier Elternteile, die schlichtweg frustriert und unglücklich waren, da all ihre Versuche, die Beziehung zu einem oder mehreren ihrer Kinder zu verbessern, fehlschlugen. Diese Situation führte leider viel zu häufig zu allseitigen Schuldzuweisungen: Eltern beschuldigten ihre Kinder, Sozialarbeiter die Eltern, Eltern die Pädagogen – und keiner wusste, wie man dem Kind helfen konnte, mit seinem Schmerz umzugehen.

Als erste Neuerung führten wir in unserem Haus ein, die Eltern aller Kinder, die uns zugeteilt worden waren, sowie die betreffenden Verantwortlichen des Jugendamts aufzusuchen. Es war eine Aufgabe, die mir zufiel. Ich sprach zwei oder drei Stunden mit den Familien und half den Eltern, ihre Position zu klären und zu formulieren. Das war keine Familientherapie, nur eine Klarstellung der Verhältnisse, die sich als sehr therapeutisch erwies. Danach wusste jeder, wo er stand.

Für alle Beteiligten war das fast immer ein schmerzvoller Prozess. Noch immer war Schulmeinung: Verhielt sich ein Kind unmöglich, dann geschah das nur, weil die Mutter es nicht lieb gehabt hat. Einer Mutter zu sagen, dass sie nicht imstande sei, mit ihrem Kind zusammenzuleben, war extrem provozierend. So kam es, dass meistens dem Kind die ganze Schuld und Verantwortung zugeschoben wurde. Im Grunde hatten alle, verantwortliche Fachleute wie Eltern, dieselbe falsche Vorstellung: »Wenn du in der Wohneinrichtung für schwierige Kinder landest, wirst du lernen, wie man sich benimmt, und danach werden wieder alle zu Hause zusammenleben können.« Es wurde jedoch nichts getan, um auch die Umgangsformen der Eltern, Lehrer oder Sozialarbeiter mit den Kindern zu verbessern. Als wir es geschafft hatten, allen Beteiligten die Bedeutung dieses Prozesses klarzumachen, war es für alle eine Erlösung. Unsere Arbeit war zwar keine Therapie, aber sie bewirkte Veränderungen.

In unserem neuen Haus haben wir dann alles auf den Kopf gestellt und neu geordnet. Zum Beispiel haben wir Bankkonten eingeführt: Jedes Kind, jeder Jugendliche hatte sein eigenes Bankkonto, auf das die kommunale Verwaltung, zu der das Kind oder der Jugendliche gehörte und die für den Aufenthalt finanziell aufkam, das Geld überwies. Alle mussten dafür Sorge tragen, dass sie das Geld für ihren Aufenthalt bei uns auf das entsprechende Konto überwiesen. Wir haben auch das Verständnis vom Einsatz professioneller Hilfe in unserer Arbeit geändert. Die Kinder, die zur Schule gehen wollten, sollten in eine lokale Schule gehen und nicht in die hauseigene Schule. Zwei meiner Kollegen haben einen Workshop initiiert und eine Boutique in der nahe liegenden großen Stadt eröffnet. Zusammen mit den Kindern und Jugendlichen betrieben sie das Batiken von T-Shirts und stellten Taschen, Gürtel, Sandalen und Geldbörsen aus Leder her. Mit Nähmaschinen fertigten sie Pullover und Kleider an. Die Kinder und Jugendlichen waren auch für den

Kundenservice verantwortlich: Sie unterhielten sich mit den Kunden, zeichneten auf, was sich die Kunden wünschten, und versuchten hinterher, den gewünschten Artikel zu produzieren. Für den Großteil der Kinder und Jugendlichen war das die erste Erfahrung, sich als Mensch wertvoll zu fühlen. Bei dieser Arbeit wurde zudem ihre Empathiefähigkeit trainiert, denn sie sollten sich ja bemühen, zu verstehen, was sich ihre Kunden wünschten.

✧

Ihren Tag begannen die jungen Menschen, indem sie sich selbst Frühstück machten und dann zur Schule oder zur Arbeit gingen. Auch gab es keine Erwachsenen, die sie in der Früh aufweckten und in die Schule oder zur Arbeit schickten. Dieses Vorgehen war in pädagogischen Kreisen bislang unbekannt: Bis zu diesem Zeitpunkt verbrachten Pädagogen und Pflegeeltern viele Stunden damit, junge Menschen zwischen zehn und 18 Jahren aus dem Bett zu treiben. Das hielten sie, aber auch viele »normale« Familien, für wahre Liebe und Fürsorge.

Als wir den Kindern und Jugendlichen mitteilten, dass sie ab sofort selbstständig aufstehen müssen, haben die meisten protestiert und uns zugerufen: »Ich kann das nicht, ich war noch nie in der Lage, so früh aus dem Bett zu kommen.« Unsere Antwort darauf war: »Du hast drei Wochen Zeit, um das zu lernen. Und wenn es dir wirklich nicht möglich sein sollte, kannst du nicht hierbleiben.« Wenn dann der eine oder andere fragte: »Kannst du uns am Anfang helfen?«, war unsere Antwort: »Nein, kann ich nicht, weil ich so früh ja noch gar nicht hier bin. Aber du kannst einen Mitschüler fragen, ob er bereit ist, dir zu helfen.«

Und wenn der Betreffende dann tatsächlich einen Mitschüler um Hilfe bat, bekam er meist einen Satz zu hören, der ungefähr so lautete: »Ja, ich mach das, aber für diesen Dienst bezahlst du mir jeden Tag eine Schachtel Zigaretten.« In drei Jahren gab es lediglich einen Schüler, der es nicht geschafft hat, in der Früh aus dem Bett zu kommen.

✧

Mein Stundenplan war jeden Tag der gleiche – ich betreute die Kinder und Jugendlichen von vier Uhr nachmittags bis Mitternacht. Ich half ihnen oft in der Küche, brachte ihnen bei, für die Gruppe zu kochen. Außerdem sprach ich einmal in der Woche mit der ganzen Gruppe und hatte, ebenfalls einmal pro Woche, individuelle Sitzungen mit jedem von ihnen.

DIE EXISTENZIELLE DIMENSION

In dieser Wohneinrichtung, in der ich nach meinem Studium gearbeitet habe, machte ich zwei für meine spätere Arbeit als Familientherapeut wichtige Entdeckungen, die eng miteinander verbunden sind. Anders gesagt: Ich hatte zwei Schlüsselerlebnisse, die mir als solche bewusst wurden und die miteinander zu tun hatten.

Zum einen waren die Kinder Tag und Nacht damit beschäftigt, sich Fragen wie »Warum darf ich nicht bei meiner Familie leben?«, »Warum wollen mich meine Eltern nicht haben?«,

»Wann komme ich wieder nach Hause?« zu stellen. Was mich auf den Gedanken brachte, ihre Eltern zu einem oder mehreren Gesprächen einzuladen, bei denen ich der Gastgeber war und mein Bestes tat, Antworten auf diese Fragen zu bekommen. Viele dieser Treffen machten das Leben für alle Beteiligten einfacher und meine täglichen pädagogischen Anstrengungen erfolgreicher.

Zum anderen tauchte vonseiten aller Eltern immer wieder als vorherrschende Frage auf: »Was haben wir mit unserer Erziehung nur falsch gemacht?« Also auch die Frage nach dem Warum: »Warum stiehlt sie?«, »Warum ist er so gewalttätig?«. Im Grunde waren diese Fragen von der Überzeugung der Eltern geleitet, doch alles richtig gemacht zu haben. Unter »richtig« verstanden sie das, was wohl die meisten Eltern taten und auch der Großteil von Fachleuten empfahl: nämlich klare und endgültige Grenzen zu setzen und entsprechende Konsequenzen einzuleiten, wenn die gegebenen Grenzen überschritten wurden. In Dänemark wurde körperliche Züchtigung durch die Eltern erst 1997 offiziell verboten.

Aber wie weise, dass die Eltern trotzdem nachfragten. Im Gespräch entdeckte ich mit ihnen zusammen, dass »alles *richtig* zu machen« dennoch *falsch* sein kann, was mich wiederum zu der Erkenntnis führte, wie notwendig es war, mit den Eltern und den Kindern *zusammenzuarbeiten*.

Ein Beispiel: Es geht nicht darum, Kindern Grenzen zu setzen. Jeder wird zustimmen, dass Kindern bestimmte Grenzen gesetzt werden müssen. Es geht aber darum, *wie* du es machst. Du kannst ein Diktator sein, du kannst sie bestrafen, du kannst sie schlagen, du kannst sie anbrüllen, egal was. Du kannst auch sanft mit ihnen reden. Kinder brauchen Grenzen. Familien brauchen Grenzen. Entscheidend aber ist, wie und warum du sie ziehst. Machst du es »nur«, um ein gutes Familienleben zu haben, oder machst du es, weil du glaubst, dass es das ist, was Kinder *für sich* brauchen. Und in diesem Zusammenhang habe ich die eher existenzielle Dimension, wie man sie nennen könnte, entdeckt, eine Dimension, die weit jenseits der pädagogischen Fragestellung liegt. Was brauchen Kinder, um anständige und integrierte Erwachsene zu werden? Wie machen sie das? Zu dieser Zeit diskutierte noch niemand andere als die gängigen Erziehungsvorstellungen, es gab nur den einen Weg der Anpassung an die Vorstellungen der Erwachsenen, in Dänemark, in Deutschland, überall.

ELTERNARBEIT. DIE ANFÄNGE

Als ich in die Wohneinrichtung kam und dort zu arbeiten anfing, wurde mir schnell klar, dass ich den Kindern und Jugendlichen nur helfen konnte, wenn ich ihre Eltern mit einbeziehe. Dies hatte dort bislang noch keiner gemacht. Und dennoch stellte sich die Arbeit mit den Eltern als ein echter Durchbruch heraus, obwohl Eltern und Mitarbeiter ihre eigenen »Erziehungsmethoden« zunächst gar nicht infrage stellten. Zu dieser Zeit diskutierte niemand, weder Individuum noch Gesellschaft, über »Erziehungsmethoden«. Wie gesagt, damals gab es sowieso nur eine Methode – und wenn sie keine Wirkung zeigte, suchten Psychologen den Grund des Scheiterns einfach nur in »mangelnder Mutterliebe«.

Zu dieser Zeit stellte auch ich die herrschenden Glaubenssätze in puncto Erziehung nicht infrage, mit anderen Worten das, was die Eltern machten oder nicht machten. Stattdessen interessierte ich mich mehr dafür, *warum* und *wie* sie es taten oder glaubten, es zu tun (der Unterschied zwischen beidem ist oft sehr groß – in allen Familien!). Ansonsten blieb ihnen ja nur die Alternative, entweder schlechte Eltern zu sein oder eben missratene Kinder zu haben.

Diese Art, hinter die täglichen Anstrengungen von Eltern zu sehen, ihrer Aufgabe nachzukommen, führte uns automatisch und jenseits der pädagogischen Dimension, wie man ein Kind erzieht, zu diesen existenziellen Fragestellungen: Wie beeinflussen unsere elterlichen Anstrengungen die langfristige Lebensqualität unserer Kinder? Wie formen sie, was ich später ihre »Überlebensstrategie« nannte? Auf der anderen Seite aber entdeckte ich im Verlauf meiner Arbeit, wie tief und ernsthaft Kinder mit der Frage beschäftigt sind, nett und freundlich zu ihren Eltern (und zur Gesellschaft) zu sein. Das entscheidende Phänomen oder das ihm zugrunde liegende Motiv wurde dabei ganz deutlich, nämlich dass Kinder, wie ich es genannt habe, den Willen und die Fähigkeiten besitzen, zu *kooperieren*. Was für mich ein besseres Wort ist als »sich anpassen« oder »konform mit etwas zu gehen«. Denn zu kooperieren heißt auch, dass es eine Menge »Arbeit« für das Kind bedeutet, wenn es nach einem Weg sucht, ein wertvolles Familienmitglied zu sein – oder anders gesagt: liebenswert zu sein.

Wenn ich »sah«, wie ein Kind auf diese Weise versuchte zu kooperieren, und ich dies dem Rest der Familie vermittelte, geschahen zwei Dinge: Das »symptomatische« Kind brach förmlich zusammen und schmolz in einem See von Tränen vor

Erleichterung. Und seine Eltern waren sofort bereit, ihr Kind wieder in die Familie einzuschließen, wobei sich das »sofort« auf drei oder vier Sitzungen bezieht. Es ist nichts Geheimnisvolles dabei, andere Menschen auf diese Art und Weise zu »sehen«. Es geht im Grunde nur darum, für was wir uns entscheiden: Uns auf die Fehler von jemandem zu konzentrieren – oder auf seine Versuche, wertvoll zu sein. Weil wir als Fachleute häufig mit Kindern zu tun haben, die als »schwierig« bezeichnet werden, tendieren wir dazu, uns der Betrachtung von außen anzuschließen, anstatt die Perspektive des Kindes einzunehmen. So werden wir ein Teil des Problems selbst statt ein Teil seiner Lösung.

Einige professionelle Communitys und Institutionen hatten dieses Phänomen damals auch schon im Blick und haben eine Perspektive vorgeschlagen, die die »Ressourcen« des Kindes oder der Familie betont, anstatt nur die Probleme zu sehen. Was für die Familie eine kurzfristige Erleichterung bedeutet. Aber solange die innere, existenzielle Macht des Geschehens nicht anerkannt wird und die Mobilisierung der Ressourcen sich auf andere beschränkt – die erweiterte Familie, das professionelle Netzwerk, auf Freunde, Nachbarn usw. –, so lange reichen alle diese Bemühungen, obwohl sie durchaus wertvoll sind, nicht aus, einen nachhaltigen Wandel zu bewerkstelligen.

✧

Die Zeit in dieser Wohneinrichtung für Kinder und Jugendliche bedeutete auch für mich persönlich einen echten Durchbruch. Ich habe damals gemerkt, dass im Rahmen meiner Arbeit mit dem Leben unmittelbar in Kontakt zu stehen für mich wesentlicher ist, als nur darüber nachzudenken und entsprechende Theorien zu entwickeln. So zog ich es fortan vor, mitten im Leben zu bleiben, und ging einer akademischen Laufbahn aus dem Weg.

Bis zum Schluss alles wieder zurückgedreht wurde, hatte die Wohneinrichtung einen guten Direktor, in dem Sinne, dass er für Neues offen war. Er gestattete mir auch, dass ich die Eltern der Kinder zu Familiengesprächen einladen und sie selbst besuchen konnte. Wie gesagt: Jeder ging damals davon aus, dass nur die Kinder ihr Verhalten ändern sollten. Ich aber lernte nach und nach, dass, wenn ihre Eltern nicht bereit waren, ihr Verhalten zu ändern, die Kinder ihres auch nicht veränderten. Das konnten wir statistisch erfassen. Alle konnten beobachten, dass selbst solche Kinder, die uns die ersten zwei Jahre »gehorchten«, wenn sie uns verließen, alle in ihr altes Verhalten zurückfielen.

Es war schmerzhaft, zu sehen, wie bereitwillig Kinder ihre persönliche Integrität aufgaben, um von ihren Eltern anerkannt zu werden. Und wie schwierig es für die Eltern war, zu akzeptieren, dass ihre (von mir) unbestrittene emotionale Liebe für ihr Kind nur dann heilsam sein konnte, wenn sie gewillt und fähig waren, ihre wohlwollenden Gefühle auch in wohlwollendes Verhalten zu übersetzen. Für die meisten Eltern war es nahezu unmöglich, dies zu verstehen. Es kostete sie schon große Anstrengung und großen Mut, ihr Verhalten in einem bestimmten oder auch mehreren täglichen Konflikten bewusst zu ändern.

Wo die damaligen Kinderpsychologen und -psychiater lediglich den Widerstand der Kinder gegen Konformität oder Gehorsam sahen, spürte ich das Verlangen der Kinder, zu kooperieren, und zugleich den Widerstand der Eltern gegen eine Veränderung ihrer eigenen Einstellungen und Verhaltensweisen. Diese Einsichten erlangte ich zu einer Zeit, in der viele junge Menschen in Europa gegen die Machtausübung Erwachsener und insbesondere männlicher Autoritätspersonen rebellierten. Auch die meisten meiner Kollegen und Vorgesetzten waren nicht an meinen existenziellen Beobachtungen interessiert. Viele von ihnen glaubten sogar, dass unsere Schüler sich an der vordersten Front einer sozialen Revolution bewegten.

✧

Zwei Jahre später – ich arbeitete dort noch immer – traf ich Walter Kempler und wurde von ihm in die Familientherapie eingeführt. Der Psychologe der Wohneinrichtung kannte ihn und schlug vor, mich mit ihm bekannt zu machen. Er nahm mich mit, weil meine Vorstellung, die Eltern zu beteiligen, damals völlig neu war. Niemand dachte daran. Und er fand das interessant. So kam es, dass ich Kempler zum ersten Mal traf und dasaß wie ein Fisch auf dem Trockenen – erstaunt und sprachlos.

WALTER KEMPLER

Meine Begegnung mit Walter Kempler läutete tatsächlich ein neues Kapitel in meinem Leben ein. Während des einwöchigen Workshops habe ich kein einziges Wort gesagt. Dieser Mann zog mich in seinen Bann. Seine Idee, die Familie in den therapeutischen Prozess hier und heute einzubeziehen, war für

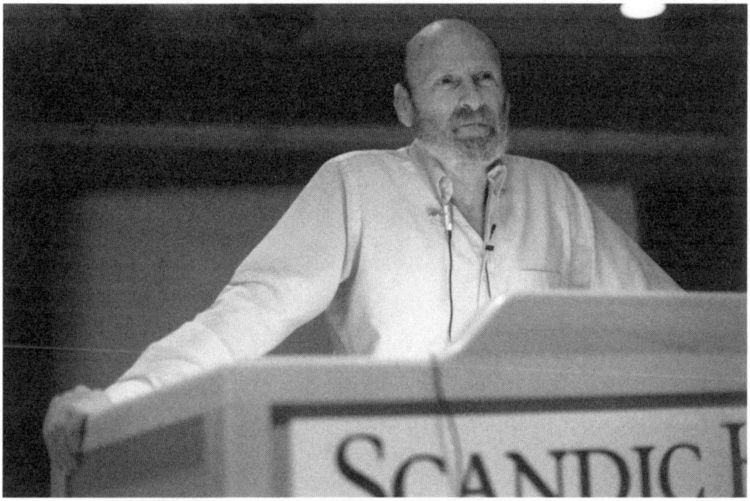

Walter Kempler

mich faszinierend. Sie stellte für mich genau das dar, was ich aus meiner praktischen Erfahrung kannte – ich hatte schon längst gespürt, dass etwas los ist in den Familien und man sich nicht nur mit den »missratenen« Kindern beschäftigen sollte. Man muss in die Familie gehen! Und Kempler bot mir für meinen ganz konkreten Weg die professionelle Inspiration – er war für mich eine Art »Grounding«, ein Fundament.

Daneben trat seine Art, den Leuten ein sehr ehrliches Feedback zu geben und nicht diese Plattitüden: »Ja, ich verstehe dich«, »Kinder erziehen ist nun mal nicht einfach«, »Wir alle machen unsere Fehler«, und so weiter. Das für mich Erstaunliche an Walter Kempler war darüber hinaus, dass er nicht in die Vergangenheit des einzelnen Klienten zurückging, sondern sich auf dessen zwischenmenschliche Beziehungen *im Jetzt* fokussierte. Sagte ein Klient zu ihm, er habe ein Problem mit seiner Mutter, hielt Kempler sich nicht damit auf, herauszufinden, was einst in der Beziehung zur Mutter schiefgelaufen war. Er konzentrierte sich auf die gegenwärtigen Beziehungen des Klienten und untersuchte an diesen, was möglicherweise für den Klienten nicht beglückend oder erfüllend oder befriedigend war.

Walter Kemplers Ansatz entsprach nicht der traditionell analytischen Methode. Seinem Verständnis und seiner Erfahrung zufolge entwickeln wir alle unser destruktives Verhalten aus gutem Grund. Er sah, dass wir als Kinder unser Bestes gegeben hatten, um zu kooperieren und uns wertvoll für unsere Familie zu fühlen. Genauso wichtig war seine Einsicht, dass unser destruktives Verhalten gegenüber den Menschen, die wir lieben, immer auch selbstzerstörerisch ist. Wenn mein Kind oder mein Partner unter meinem Verhalten leidet, dann leide auch ich, denn meine Versuche, für andere von Wert zu sein und mich wertvoll zu fühlen, sind fehlschlagen.

Aus dieser Begegnung entstand dann später, 1979, das Kempler Institut, auf dessen Entstehung und Arbeit ich noch zu sprechen komme. Zudem habe ich einige Jahre später das Buch von Virginia Satir: *Conjoint Family Therapy* (deutsch: *Familienbehandlung. Kommunikation und Beziehung in Theorie, Erleben und Therapie.* Lambertus Verlag, 10. Auflage 2003) ins Dänische übersetzt. Dabei lernte ich, was es bedeutet, wenn man die ganze Familie, also alle Familienmitglieder, in die Therapie einbezieht. Ihr Anliegen war es, allen Menschen, ob Kind oder Erwachsenem, ihre Möglichkeiten aufzuzeigen, wie sie ihr »Grundpotenzial« nutzen können, und damit Wachstum und schließlich auch Frieden zu fördern. »Ich glaube daran, dass das größte Geschenk, das ich von jemandem empfangen kann, ist, gesehen, gehört, verstanden und berührt zu werden. Das größte Geschenk, das ich geben kann, ist, den anderen zu sehen, zu hören, zu verstehen und zu berühren. Wenn dies geschieht, entsteht Beziehung«, so Virginia Satir. Für mich war dies eine große Bestätigung, weil Walter Kempler schließlich bis dahin der Einzige gewesen war, der das so gemacht hat. Virginia Satir hatte für ihn lustige Spitznamen und nannte ihn unter anderem den »Punk-Rocker« der Familientherapie. Zwei Monate bevor sie im September 1988 an Krebs starb, hatte ich in New York ein Dinner mit ihr.

✧

Nach einer Woche kehrte ich in die Wohneinrichtung für Kinder und Jugendliche, die das Jugendamt aus den Familien genommen hatte, zurück und sagte den Eltern: »Wir alle wissen, wie schwierig es ist, Kinder zu erziehen. Aber statt die Zeit damit zu vertun, sich ständig schuldig zu fühlen, was wir mit unseren Kindern in den ersten 15 Jahren alles falsch gemacht haben, sollten wir lieber darüber sprechen, wie wir unser Verhalten in den nächsten 15 Jahren verändern können.«

SINGLE-MÜTTER

Der damalige dänische Minister für Soziales änderte die Gesetze so, dass es uns in der Wohneinrichtung für Kinder und Jugendliche nicht mehr möglich war, den Herkunftskommunen und den betroffenen Familien einen ersten Besuch und überhaupt Besuche abzustatten. Gleichzeitig wurde die Leitung des Hauses ausgetauscht. Die neue Leitung betrachtete uns als Anarchisten und nahm sich vor, unser Experiment zu beenden. Es gefiel nicht, was wir taten. Vor allem gefiel es nicht, dass wir erfolgreich waren. Meine Kollegen und ich mussten uns nach neuen Jobs umsehen.

Ich selbst wurde von einem Headhunter angeworben und bekam eine neue Arbeitsstelle in Aarhus. Dort habe ich mit Gruppen alleinerziehender Mütter gearbeitet. Zehn Jahre lang, von 1974 bis 1984! Wir hatten Gruppen mit acht Frauen, die jeden Tag für sechs Stunden kamen und dies für drei Monate. Später auch für ein halbes Jahr. Unter anderem ging es um Fragen der Erziehung ihrer Kinder, um deren Schulbesuch oder auch um eine ergänzende Ausbildung für sie selbst. Aus heutiger Sicht betrachtet war dies ein ziemlich aufwendiges Programm. Aber uns wurde tatsächlich die Zeit gegeben, die wir dafür benötigten.

Wenn Fachleute ihre berufliche Ausbildung und persönliche Entwicklung angehen, geht man davon aus, dass es dazu drei, vier Jahre braucht. Ganz im Gegensatz zu ihren Klienten: Wenn sie, zum Beispiel beim Jugendamt, praktische Unterstützung verlangen, dann bekommen sie, wenn überhaupt, zehn Sitzungen. Was nichts ist.

Es ist für mich bis heute ein Mysterium geblieben, dass ich dort den Luxus genießen konnte, mit so vielen unterschiedlichen Fachleuten zusammenzuarbeiten.

Was wir mit den Single-Müttern gemacht haben, lässt sich zunächst ganz einfach ausdrücken: Wir haben mit ihnen einfach über das Leben gesprochen! Über die Konflikte, die sie mit ihren Kindern haben. Einmal die Woche brachten sie ihre Kinder mit, und in Abständen habe ich sie auch zu Hause besucht, mit ihnen gesprochen und mich dort mit ihren Kindern beschäftigt. Ich habe ihnen auch das Kochen beigebracht. Jeden Freitag.

Wir hatten einfach ein anderes Konzept. Wir sagten den Müttern auch: »Du musst etwas Geld für dich beiseitelegen. Denn einmal im Jahr solltest du das Privileg haben, durch die Geschäftsstraßen zu bummeln und shoppen zu gehen.« Für etwa 1000 Kronen, was damals so viel war wie heute 300 Euro. Es waren ja alles Frauen, die nicht viel Geld hatten. Sie kamen aus der Arbeiterklasse, viele von ihnen aus armen Elternhäusern.

Das war im Grunde eine Art Sozialarbeit, hatte aber auch schon etwas mit Familientherapie zu tun. So ein bisschen von allem. Zum Beispiel hatten sie alle das Problem, sich in die falschen Männer zu verlieben. So brauchten wir eine ganze Woche, um mit ihnen über Sex zu sprechen. Ich habe es ihnen dann so angekündigt: »Hört mal, nächste Woche reden wir mal über Sex.« Sie zögerten, waren da sehr scheu. Und dann sagte ich: »Wir fangen Montag damit an.« Sie waren echt schockiert. Und sagten: »Wir können mit dir nicht über Sex reden.« – »Warum?«, fragte ich. – »Weil du ein Mann bist.« – »Aber das ist doch schade. Schließlich habt ihr mit Männern Sex, dann ist es doch ganz praktisch, mit mir über Sex zu reden.« Da haben sie gelacht, und dann hatten wir gute Gespräche. Sie nutzten die Gelegenheit, mir als Mann alle Fragen zu stellen. Und brauchten dann ihre Liebhaber nicht mehr zu fragen. Die Woche lief wirklich gut und in einer gleichwürdigen Atmosphäre, wo die Frauen viel über Männer lernten und ich viel über Frauen.

Meine zwei Kollegen verbrachten mehrere Nachmittage damit, den Frauen beizubringen, wie man die Kleidung ihrer Kinder reparieren konnte, anstatt sie zu entsorgen und neue Kleider zu kaufen. Dies stellte eine wichtige Hürde dar, die von den Müttern erst überwunden werden musste. In ihrer Wahrnehmung spiegelten nämlich perfekte Kleider an ihren Kindern, zum Beispiel Schuhe, oder ein makelloser Kinderwagen, das Bild einer perfekten und makellosen Mutter wider und signalisierten dies auch für andere Eltern, sei es auf dem Spielplatz, beim Einkaufen oder in anderen Situationen.

✧

Nach acht Jahren wurden wir aufgefordert, unser Programm zu evaluieren. Was wir auch gemacht haben. Aber dann wurden wir vor den Magistrat geladen, der auch den leitenden Psychiater des dortigen Landeskrankenhauses eingeladen hatte. Weil wir zwei »falsche« Worte geschrieben hatten: Gruppentherapie und ein anderes, an das ich mich nicht mehr erinnern kann. Aber im Kern ging es darum, dass wir nicht befugt seien, Psychotherapie zu machen. Und ich sagte den Beamten der Verwaltungsbehörde: »Sorry, hier handelt es sich wohl um einen Irrtum. Das hat eine Sekretärin geschrieben. Sie hat sich in der Bezeichnung geirrt, es sollte Sozialarbeit mit Gruppen heißen.« Womit sie dann einverstanden waren. So wie alle Bürokraten waren sie nicht an dem interessiert, was wir taten, sondern nur daran, dass sie niemandem die Gelegenheit gaben, sie für etwas zu kritisieren oder zur Verantwortung zu ziehen.

Es gab noch einen weiteren Grund zur Klage, nämlich den, dass ich diesen Frauen, wie schon erwähnt, jeden Freitag beigebracht hatte, zu kochen. In der Regel brachte ich ihnen bei, gesund zu kochen, möglichst günstig und einfach. Aber einmal im Monat brachte ich ihnen bei, wie man aufwendig kocht, zum Beispiel, um einem neuen Verehrer zu imponieren oder der zukünftigen Schwiegermutter. Ich riet ihnen, Sahne in die Soße zu rühren, womit diese Bürokraten nun gar nicht einverstanden waren, weil ich ihnen etwas beibrachte, was für sie angeblich zu teuer war. Luxus. Die Verwaltungsbeamten forderten mich auf, damit aufzuhören. Ich sagte: »Okay«, machte aber natürlich wie bisher weiter. Es interessierte dann auch keinen mehr. Doch auch für die Vorschläge an die Frauen, fürs Shoppen zu sparen, was dann vielleicht dreimal im Jahr möglich war, wurde ich gerügt. Für mich war es ein Grundrecht eines jeden Menschen, also auch für arme Frauen wie diese Alleinerziehenden, sich vom eigenen Erspartem kaufen zu können, was immer das Herz begehrt. Man forderte mich auf, auch diese Ratschläge zu unterlassen, und ich sagte: »Yes, Sir!!«, aber machte weiter damit.

Damals habe ich die Grundregel einer jeden Bürokratie gelernt. Was genau man tut, daran haben Bürokraten überhaupt kein Interesse. Es geht ihnen nur darum, dass sie nicht zu einer Zielscheibe von Kritik vonseiten der Politik werden können. Im Grunde haben mich die Probleme mit Autoritäten mein ganzes Leben verfolgt. Aber bei den alleinerziehenden Müttern habe ich gelernt, sie nicht zu ernst zu nehmen. Weil ich merkte, dass die Verwaltungsbeamten im Grunde überhaupt kein Interesse an dem hatten, was gerade vor sich ging. Ihnen lag nur daran, auf der sicheren Seite zu stehen.

✧

In den zehn Jahren, in denen ich diese Arbeit mit den alleinerziehenden Müttern gemacht habe, hatte ich insgesamt 1 675 Klientinnen! Dort habe ich meine wahre therapeutische Ausbildung erhalten. Diese Mütter waren ja zunächst gar nicht motiviert, kannten sich im psychotherapeutischen Jargon nicht aus, und so stand ich vor der großen Herausforderung, unsere Einsichten aus der Familientherapie in eine Sprache zu übersetzen, die sie verstanden und die ihnen nützen konnte. Ich habe dann beides gemacht, Gruppen gebildet und sie auch zu Hause besucht, wenn sie einverstanden waren. So konnte ich sie mit ihrem Kind beobachten und eingreifen. Und sie konnten sehen, wie positiv die Kinder auf meine Interventionen reagierten. Es war wirklich eine gute Schule, durch die ich damals gegangen bin. Was auch der Grund ist, dass ich heute Kolumnen für Tageszeitungen, in Deutschland zum Beispiel in der *Süddeutschen Zeitung* und in Österreich im *Standard,* und Bücher über Familien schreiben kann. Ich habe es bei diesen Müttern gelernt.

KINDLICHE KOOPERATION

Im Rahmen meiner Arbeit mit den Single-Müttern habe ich auch wiederentdeckt, was ich bis heute als »Kooperation« bezeichne. Hier liegen die Anfänge. Den Begriff »Kooperation« benutze ich im Grunde für das, was die systemischen Familientherapeuten eine »paradoxe Intervention« nennen.

Ich will es an einem Beispiel erläutern: Als die Mütter zu mir kamen und mir sagten: »Mein Kind benimmt sich schlecht«, oder: »Es sabotiert, was ich mache, zum Beispiel schläft es nicht, wenn mich mein neuer Freund besucht«, usw., habe ich ihnen geantwortet: »Solange du diese negative Perspektive auf dein Kind beibehältst, wirst du an ihm nur das Negative wahrnehmen.« Um diese negative Einstellung bei ihnen zu ändern, sagte ich weiter, dass ihr Kind gar nicht sabotiere, was sie vorhätten, sondern im Gegenteil, dass es mit ihnen kooperieren wolle. Und fuhr dann fort: »Okay, normalerweise läuft das bei dir doch so ab: Du bist morgens schon nervös, wie es abends läuft, wenn dein neuer Freund dich besuchen will. Du bereitest deinem Sohn sein Frühstück vor, passt auf, dass du ihn rechtzeitig in den Kindergarten bringst; später achtest du darauf, ihn rechtzeitig wieder abzuholen, dass er einen schönen Nachmittag mit dir verbringt; und dann willst du ihn ein bisschen früher als sonst ins Bett bringen. Nur – jetzt will er nicht schlafen! Weil er fühlt, dass du nervös bist, Schmetterlinge im Bauch hast. Und weil er sich fragt, was los ist: ›Stimmt mit mir etwas nicht oder was geht hier eigentlich vor sich?‹ Und deswegen ruft er nach dir, wenn dein neuer Freund kommt, und sagt: ›Mama, ich kann nicht schlafen.‹ Oder, wenn er älter ist, öffnet er die Tür zu deinem Wohnzimmer und sagt: ›Mama, ich kann nicht einschlafen.‹ Und du bringst ihn zurück in sein Bett und schimpfst mit ihm. Der ganze Abend wird vier Stunden lang zu einem Albtraum, und der Freund lässt sich fortan nicht mehr bei dir blicken. Weil dein Kind an diesem Abend deine ganze Energie verbraucht hat. Wenn du aber jetzt das Verhalten deines Kindes einmal aus einer anderen Perspektive siehst, wirst du zu dem Schluss kommen, dass es einfach neugierig war. Dein Sohn hat sich gefragt: ›Was ist nur mit meiner Mutter los?‹ Und deswegen kommt er aus seinem Zimmer. Aber dieses Mal sagst du ihm: ›Hej, ich freue mich, dass du aufgewacht bist. Das hier ist Wolfgang. Er ist ein guter Freund von mir und ist gekommen, um mich zu besuchen.‹ Und dann nimmst du dein Kind in den Arm oder an die Hand und sagst zu ihm: ›Ich rede bloß mit ihm. Wenn du magst, darfst du bleiben, bis du müde bist.‹ Und nach maximal einer halben Stunde will das Kind zurück in sein Bett und wird dort einschlafen.« Einfach deswegen, weil es gemerkt hat, dass der neue Freund keine Bedrohung für seine Mutter darstellt.

Tatsache ist, dass jüngere Kinder, aber auch Zehnjährige, wenn sie den neuen Freund ihrer Mutter kennenlernen, schon nach fünf Minuten wissen, ob er gut oder schlecht für sie ist. Und wenn sie sich entschieden haben, dass er schlecht für ihre Mutter ist, liegen sie damit immer richtig! Also sagte ich der Mutter: »Hör auf dein Kind. Am nächsten Tag kannst du es fragen: ›Warum magst den Wolfgang eigentlich nicht? Kannst du mir sagen, woran es liegt?‹« Natürlich hängt es vom Alter des

Kindes ab, welche Erklärung es abgibt. Aber allein die Tatsache, dass die Mutter an seiner Meinung interessiert war, reicht für eine vertrauensvolle Beziehung zwischen der Mutter und dem Kind aus.

Das Kind kooperiert ganz einfach dahingehend, dass Kinder ihren Eltern geben wollen, was diese wollen. Die Gefahr, ein Kind zu sein, besteht wiederum darin, dass Kinder mit ihrem Willen zur Kooperation oft ihre eigene Integrität verletzen und sie aufs Spiel setzen, um ihren Eltern zu gefallen. Es gibt missbrauchte Kinder, die sagen, er oder sie macht das nur, weil er mich liebt. Auch dies ist Kooperation. Genau das!

DAS KEMPLER INSTITUT

KATJA. NICOLAI

In der Zeit, als ich mein Studium abschloss und damit begann, das Kempler Institut aufzubauen, habe ich geheiratet. Das war 1971, ich war damals 23. Katja und ich kannten uns seit zwei Jahren, die letzten beiden Jahre, die wir an der Universität waren. Und zwei Jahre später, 1973, als Katja 24 und ich 25 war, kam unser Sohn Nicolai auf die Welt.

Katja und ich waren 18 Jahre verheiratet und die ersten 12, 13 Jahre waren sehr schön. Anfangs war sie noch Studentin an der Universität und ich hatte meine Arbeit mit den alleinerziehenden Müttern. Ich denke, dass die Schwierigkeiten zwischen Katja und mir mit dem Start des Kempler Instituts anfingen, weil wir in dem Institut eben auch lebten und es begann, in meinem Leben so großen Raum einzunehmen. Es nahm viel meiner Aufmerksamkeit für sich in Anspruch und ich konzentrierte mich – auch im privaten Bereich und in der Freizeit – stark auf diese Arbeit, die für Katja weniger interessant war. Sie hat Kunst studiert und wurde Künstlerin. Eine sehr begabte Künstlerin. Aber mein Fokus lag nur auf dem Institut, was für sie frustrierend sein musste. Das verstand ich zu dieser Zeit aber nicht. Ein klassischer männlicher Fehler.

Als Vater war ich die ersten drei Jahre eine Katastrophe. In den ersten 18 Monaten von Nicolais Leben war ich oft mit ihm allein, weil Katja noch studierte und ich nachts arbeitete. So passte ich von morgens bis nachmittags auf ihn auf, und um

17 Uhr übernahm Katja. Nach seinen ersten 18 Monaten hatten wir dann eine private Kinderbetreuung. Ich war ungeduldig und reizbar mit ihm – aber in gewisser Hinsicht war ich der beste Vater, der ich *zu dieser Zeit* sein konnte. Ich war zum Beispiel völlig überrascht, als mein Sohn sich weigerte, das zu tun, was ich von ihm erwartete: ruhig liegen zu bleiben, wenn ich seine Windeln wechselte, zu essen, wenn ich etwas für ihn gekocht hatte, zu schlafen, wenn ich etwas für mich zu erledigen hatte. Ich habe von meinem Sohn, wie die meisten Väter damals, einfach Gehorsam erwartet. Und wenn wir dann in den ersten drei, vier Jahren mit unseren Dickköpfen aneinandergeraten sind, habe ich ihn, glaube ich, ganz schön hart angepackt. Ich habe ihm wahrscheinlich auch ein paarmal einen Klaps auf den Hintern gegeben, ihn manchmal wohl auch richtig angeschrien. Ich konnte zornig und laut werden. Diese ersten Jahre mit ihm waren für mich sehr lehrreich, für Nicolai, fürchte ich, weniger.

An eine Szene kann ich mich heute noch genau erinnern. Als Nicolai ungefähr drei Jahre alt war, kletterte er eine Treppe so weit hinauf, bis er groß genug war, um mir direkt in die Augen zu sehen. Er stellte sich gerade vor mich hin und sagte mir, ich solle endlich die Klappe halten. Ich war vollkommen verblüfft. Nach einem kurzen Moment ging ich einfach weg. Diese Begegnung hat mein Leben mehr verändert als jede Therapiesitzung. Ich begriff, dass ich meine laute Art, mich über meinen Sohn hinwegzusetzen, zurückfahren musste. Ich habe mir einen anderen Weg gesucht, um mich ihm gegenüber zu äußern, und wurde eher ein weicher Vater. Vielleicht sogar ein fauler Vater, in dem Sinne, dass ich viel weniger eingriff, als man von Vätern erwarten würde. Ich erkannte, dass Nicolai Dinge für sich

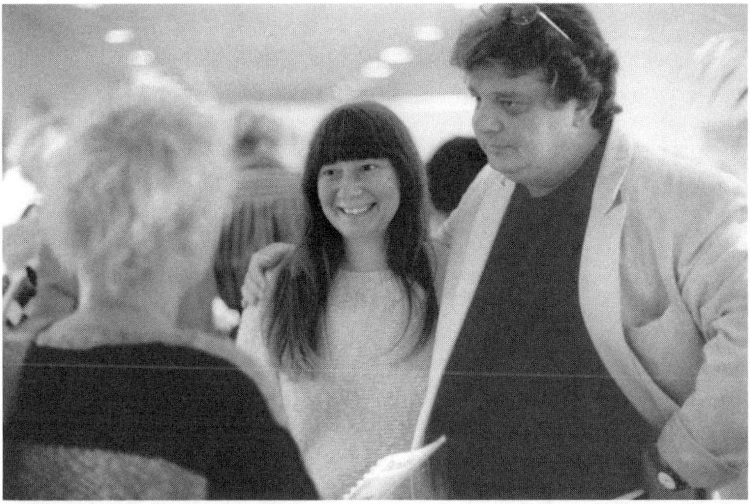

Mit Katja bei der Feier
zum zehnten Geburtstag
des Kempler Instituts
in einem Hotel in Horsens.

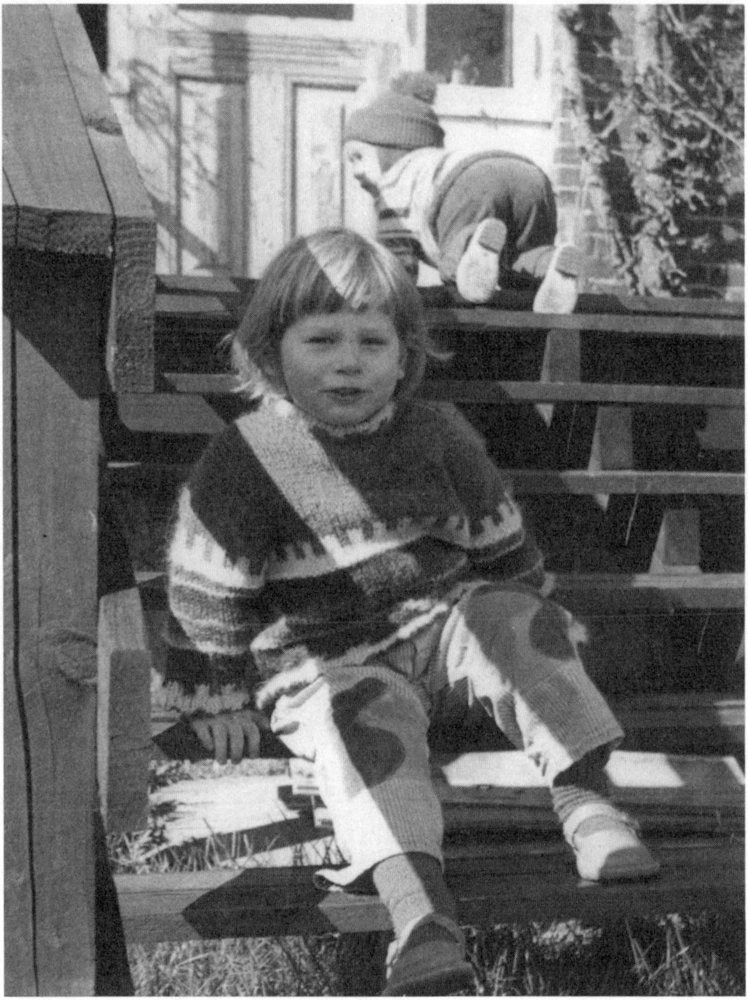

Nicolai

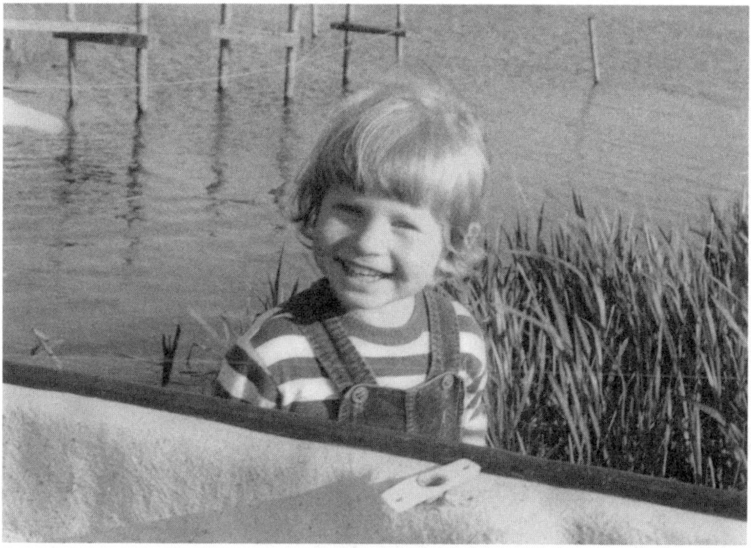

Nicolai

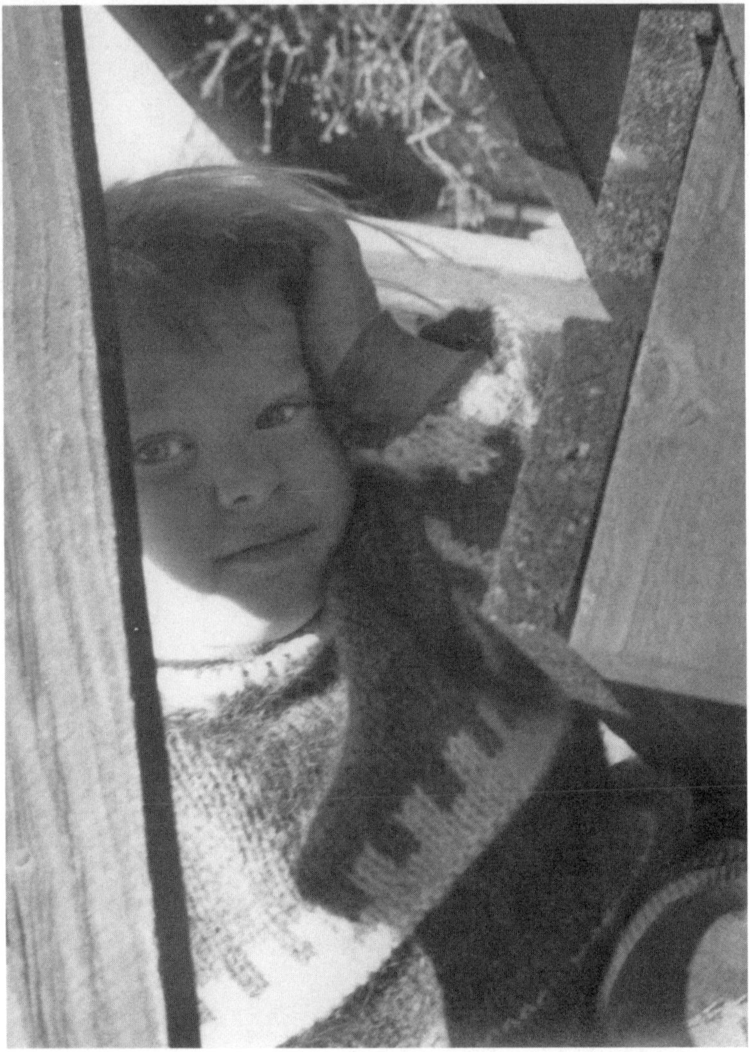

Nicolai, fünf Jahre alt,
in unserem Gemüsegarten.

selbst herausfand, wenn ich ein paar Minuten wartete. Oder ein paar Stunden oder auch ein paar Tage. Ohne meine ständige Besserwisserei entstanden die meisten Konflikte gar nicht mehr. Allerdings hatte ich auch ständig Angst, dass ich ihm mit meiner Meinung irgendwie schaden könnte. Deshalb war ich manchmal passiver, als ich hätte sein sollen.

Später war Nicolai zum Beispiel ein sehr talentierter Badmintonspieler. Er trat bei großen Turnieren an. Als sein Trainer ihn zu sehr unter Druck setzte, wollte er plötzlich nicht mehr spielen. Ich verstand seine Gründe, aber ich glaube heute, ich hätte ihn damals stärker überzeugen sollen, weiterzumachen. Aber ich hatte eben Angst, den Druck, den er eh schon gespürt hatte, noch zu verstärken.

Insgesamt hätte ich aus heutiger Sicht in den ersten Jahren seines Lebens manches anders machen sollen. Weniger tyrannisch sein. Mehr mit Nicolai spielen. Mein eigener Vater hatte auch nie mit mir gespielt, ich hatte also kein Vorbild dafür. Und selbst als Erwachsener lernte ich nie richtig, mit Kindern zu spielen. Es fällt mir immer noch schwer. Nicolais Mutter konnte das viel besser.

Mit fiel es einfach schwer, auf seiner Ebene zu sein und das zu genießen, was er gerade gerne mit mir machen wollte. Später waren wir aber öfter zusammen, wenn ich im Garten arbeitete, Möbel zusammenbaute oder etwas im Haushalt reparierte.

Ich habe einmal mit einer Familie gearbeitet, deren Vierjähriger sich beschwerte, weil sein Vater nicht mit ihm spielte. Sein Vater sagte, er würde nun mal nicht so gern spielen. Ich fragte ihn, ob der wahre Grund nicht sein könnte, dass er gar nicht wisse, wie man überhaupt spielt. Er brach in Tränen aus und bestätigte meine Vermutung. Er erzählte, dass sein Vater auch nie mit ihm gespielt habe. Da merkte ich, dass ich mit meinem Kind damals in der derselben Situation gewesen war. Weshalb es mir in diesem Moment nicht möglich war, diesem Vater, der ganz verzweifelt vor mir saß, einen Rat zu geben. Sein Sohn selbst rettete die Situation, indem er sagte: »Aber Papa, ich kann dir doch beibringen, wie man spielt.« Eines von vielen Beispielen, das zeigt, wie viel wir von unseren Kindern lernen können, wenn wir bereit sind, ihre Kompetenz zu erkennen und ihre Bereitschaft, zu kooperieren, entsprechend zu würdigen.

Wenn ich auf das sehe, was ich in diesen ersten Lebensjahren mit meinem Sohn gut gemacht habe, dann war ich sicherlich ein guter Versorger für meine Familie, und ich habe gern und gut immer für alle gekocht. Und ich war daran interessiert, zu beobachten, wie mein Sohn seine Persönlichkeit entwickelt. Ich wollte nicht versuchen, ihn nach meinen Vorstellungen zu formen.

Er selbst kann sich an diese ersten drei, vier Jahre übrigens kaum erinnern. Er sagt, er habe keine Ahnung. Auf jeden Fall hat er insgesamt mehr Zeit mit seiner Mutter verbracht, was gut für ihn war. Wir lebten, bis er acht war, mit zwei, drei anderen Familien in einer Kommune. Wir waren keine Hippies, eher teilten wir uns den Alltag. Hauptsächlich ging es darum, die Vorteile zu haben, wenn mehrere Leute Verantwortung übernehmen können. Und dennoch werde ich den Tag, als wir auszogen, nicht vergessen: Mein Sohn war so froh, obwohl er sich bis dahin nie beklagt hatte!

✧

Sicherlich bestimmt die Art, wie du mit dir selbst umgehst, auch die Art, wie du mit deinem Kind umgehst – das ist wahr, aber ich muss diesem Satz gleich noch einen weiteren hinzufügen: Umgekehrt hängt auch sehr viel davon ab, wie du dich auf dein Kind beziehst, mit ihm kooperierst. Und zwar nicht nur, damit du mit deinem Kind besser umgehst, sondern auch mit dir selbst. Du lernst also von Anfang an auch von deinem Kind! Aber es wird nie dein Lehrer sein, sondern eher so etwas wie ein Barometer, das Auskunft über das Beziehungsklima gibt, in dem du dich aufhältst. Dazu ein Beispiel: Als mein Sohn klein war, bis zum Alter von zweieinhalb Jahren, hatten wir nur ein Zimmer. Wenn er ins Bett ging, führten wir natürlich noch so unsere Gespräche. Wenn wir miteinander in Streit gerieten, ist er immer aufgewacht und wollte mit uns zusammen sein, auf dem Schoß sitzen. Er lenkte die Aufmerksamkeit auf sich – plötzlich war er durstig, hungrig, es wurde einfach ungemütlich. Wir haben sehr bald gelernt, dass er diese Reaktion immer dann an den Tag legte, wenn wir uns destruktiv verhielten. Wenn er also aufwachte und unsere ganze Aufmerksamkeit für sich in Anspruch nahm, war für uns sofort klar: Wir müssen unsere Diskussion neu beginnen und fair miteinander streiten. Denn wenn der Streit fair war, wachte er zwar auch auf, setzte sich aber nur kurz zu uns, wollte dann wieder ins Bett gebracht werden und schlief wieder fest ein. Es ging dabei nie um die Lautstärke, sondern immer um die Fairness.

Die Qualität unseres Verhaltens konnten wir an seinem Verhalten wie an einem Barometer ablesen – es funktionierte besser als unsere Intelligenz. Wenn uns ein Erwachsener von

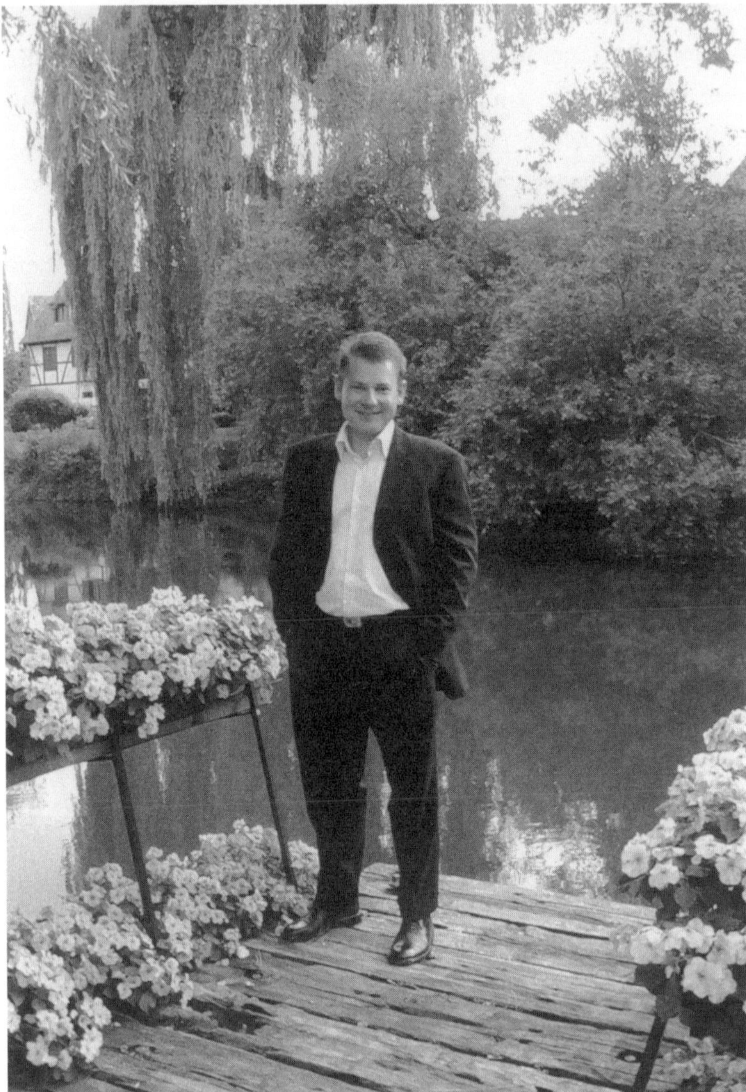

Nicolai vor dem Restaurant,
in dem wir seinen 30. Geburtstag feierten.

außen gesagt hätte, ihr streitet euch destruktiv, dann hätte ich gewiss vier Tage dagegen argumentiert. Aber seine Signale waren für mich immer eindeutig.

✧

Als Nicolai 15, 16 Jahre alt war, begann er seine Aufmerksamkeit wieder mehr auf mich zu richten, und ich wurde der, mit dem er sich identifizierte. Aber das hat einige Jahre gedauert. Dazwischen lag unsere Scheidung – nach 18 Jahren Ehe. Für mich als Vater war es sicherlich der schwerste Moment in meinem Leben, als wir Nicolai sagten, dass wir uns scheiden lassen würden. Das Gefühl, ihn zu enttäuschen, weil wir uns auf unser Wohlbefinden und unsere Lebensqualität konzentriert haben, das war schlimm für mich.

Mit 18 Jahren begann Nicolai eine Ausbildung zum Kellner, arbeitete 10 Jahre in diesem Beruf und wurde dann Restaurantmanager. Später kochte er für mein Seminarhotel in Odder, und 2012 zog er nach Thailand. Dort eröffnete er ein Hotel in Phuket. Heute hat er eine sehr gute Beziehung zu seiner Mutter. Und auch wir haben heute ein ziemlich enges Vater-Sohn-Band. Durchaus in dem Sinne, dass wir uns in vielem ähnlich sind. Wir sind beide introvertiert. Wenn er mich besuchen kommt, führen wir keine langen Gespräche, aber wir wissen mehr oder weniger, dass wir diese feste Beziehung zueinander haben. Wir genießen einfach die Gesellschaft des anderen. Wir kochen, trinken Wein und können locker zwei, drei Stunden zusammensitzen, ohne miteinander zu reden. Das war schon immer so. Umgekehrt versteht er immer, wie es mir geht und was ich brauche. Ich erinnere mich gerne an viele schöne Momente mit ihm, an die vielen Male, die wir zusammen für die Geburtstage von Freunden oder für Hochzeiten gekocht haben. An den Tag, als sein Sohn geboren wurde und ich im Krankenhaus war. An das Gefühl von Wertschätzung und tiefer gegenseitiger Liebe, als ich auf seiner ersten Hochzeit eine Rede für seine Frau und ihn hielt.

Als ich dann krank wurde, gelähmt und völlig hilflos war, hat er sich sehr um mich gekümmert. Dass er heute der Besitzer eines Hotels in Thailand ist und dort mit seiner neuen Familie zusammenlebt, damit habe ich kein Problem.

✧

Im Frühjahr 1987 war ich von meiner Arbeit, die ich in die Errichtung und Weiterentwicklung des Kempler Instituts steckte, völlig ermüdet. Ich war sowohl Student als auch Lehrer, und die Last der destruktiven Beziehung, die ich mit Katja lebte, begann an meinen Kräften zu zehren. Eine Scheidung zog ich damals aber nicht in Betracht. Stattdessen redete ich mir ein, dass ich einfach Ruhe, Distanz und Zeit für mich bräuchte, um ein Buch zu schreiben. Dies sollte meine Erfahrungen im Behandlungsheim Bøgholt und meine vielfältigen Erlebnisse als »Soldat« Walter Kemplers zusammenfassen.

1989 ließen wir uns dann scheiden. Katja lebt heute in Neuseeland. Ein Jahr nachdem wir geschieden waren, hat sie einen Maorischamanen geheiratet. Sie lebt ein ganz anderes, spirituelleres Leben als mein Sohn und ich, was manchmal für Distanz sorgt. Aber wir kommen alle gut miteinander aus. Katja und ihr Mann haben auch immer noch ein Haus hier in Dänemark.

Als ich krank wurde, hat sie mich auch besucht, zum Beispiel im Krankenhaus, und mir einige Massagen gegeben. Katjas Mann »hasst« mich. Er ist jetzt 80. Das letzte Mal, als sie hier in Dänemark waren, sagte er: Ich glaube nicht, dass ich das nächste Mal mitkomme, weil ich sonst eifersüchtig werde. Weil ihr beiden euch zu sehr liebt. Was stimmt. Wir lieben uns noch immer, aber zusammenleben, das ginge nicht.

✧

Damals, nach unserer Scheidung, brauchte ich erst einmal Abstand von allem, auch vom Institut, und bin für ein halbes Jahr nach Mallorca gezogen, um dort das Buch über das »kompetente Kind« zu schreiben. Aber ich konnte es nicht und habe erst sechs Jahre später damit angefangen. Auf Mallorca habe ich meine zweite Frau, Suzana, kennengelernt. Mit ihr bin ich dann nach Dänemark zurückgekehrt.

DER AUFBAU

Mit dem Kempler Institut habe ich 1979 angefangen, also noch bevor ich 1982 die Arbeit mit den Müttern beendet hatte. Seit ich das Seminar bei Walter Kempler besucht hatte – als ich noch in der Wohneinrichtung für Kinder und Jugendliche arbeitete –, war ich mit ihm in Kontakt geblieben. Er kam danach einmal im Jahr nach Dänemark, um dort Seminare abzuhalten, die Dr. Mogens A. Lund, Lis Keiser und ich organisierten.

Mogens A. Lund war Psychiater und Leitender Arzt an einer kinderpsychiatrischen Abteilung in Aalborg, und Lis Keiser war Professorin für Sozialarbeit. Wir hatten uns bei einem Treffen mit Walter Kempler kennengelernt und ich wählte sie später für das dänische Kempler Institut aus. Von Beginn an wollten wir deutlich machen, dass es uns um eine interdisziplinäre Ausbildung ging. Psychotherapie war nicht nur etwas für Psychiater oder Psychologen. Dieser Ansatz stellte sich als sehr erfolgreich heraus. Und dann kamen weitere Kollegen dazu. Wir fanden sie unter unseren Schülern, suchten die Geeignetsten heraus und machten sie zu Ausbildern. 27 Jahre gab es das Kempler Institut unter meiner Leitung, bis 2006.

Walter Kempler lebte in den Niederlanden und hatte dort bereits ein Kempler Institut gegründet, das eine dreijährige Ausbildung in Psychotherapie mit Familien anbot. Wir haben das Konzept übernommen, es war die erste private Institution dieser Ausrichtung in Dänemark. Die Teilnehmenden mussten die Kosten selbst tragen, und sie mussten ihre Ausbildung in ihrer Freizeit absolvieren. Das Curriculum fand an 35 Tagen im Jahr statt, an Wochenenden und einmalig drei Wochen am Stück. Wir richteten die erste Gruppe zusammen ein, danach wurde es immer einfacher.

Leute, die an Schulen, im Jugendamt usw. arbeiteten, entdeckten sehr schnell, dass sich ihre Arbeit nach eineinhalb Jahren ihrer Ausbildung enorm verbesserte: Sie – und die Familien – waren einfach viel erfolgreicher! Dadurch wurde es auch möglich, ihre Dienstherren oder Leitungsgremien dazu zu bewegen, für sie die Kosten der Ausbildung zu übernehmen, schließlich war es für die Teilnehmenden selbst viel Geld: 6 000 bis 7 000 Euro im Jahr. Nach fünf Jahren starteten wir jedes

Jahr mit drei Gruppen mit je 20 Leuten. Das haben wir dann 30 Jahre lang gemacht. Angefangen haben wir, als ich, wie schon gesagt, immer noch mit den Single-Müttern gearbeitet habe, weil ich nicht sicher war, ob ich mit dem Kempler Institut etwas verdienen würde. Ich hatte auch in ein Haus investiert, in dem die Seminare stattfinden konnten. Ich brauchte einfach die zwei Jobs.

Kemplers Ansatz war insofern einzigartig, als er umfassend war. Er basierte nicht auf einer Theorie, sondern auf einer »hausgemachten« Philosophie mit viel Einfluss von seiner Ausbildung und Praxis als Erwachsenenpsychiater. Zusätzlich beeinflusste ihn seine Bekanntschaft mit dem Gründer des Gestalttherapie Fritz Perls, mit dem Kempler zum einen als Klient und zum anderen als Cotrainer arbeitete. Als Psychiater war Kempler besonders erfolgreich in seiner experimentellen Arbeit mit jungen Erwachsenen mit der Diagnose Schizophrenie sowie ihren Eltern und Geschwistern.

All das hat ihm natürlich viel Kritik eingebracht, denn sein Ansatz war sozusagen gegen die Regel, dass eine ordentliche Lehre eine Theorie braucht. Aber da hat er nicht mitgemacht. Er hatte die Praxis. Und für mich und die anderen Ausbilder bedeutete genau das eine große Freiheit, denn so konnten wir unsere eigenen Erfahrungen machen und unseren Weg, zu denken, selbst formen. Was wir bei anderen Psychotherapieausbildungen sahen, hat ein anderer amerikanischer Kollege gut auf den Punkt gebracht, als er sagte: »Wenn du erst einmal einen Hammer in der Hand hast, dann siehst du nur noch Nägel.« Mit anderen Worten: Wenn du eine Theorie hast, eine bestimmte Methode, dann macht dich das teilweise blind. Dann suchst du nur noch nach dem, was du schon zu wissen glaubst. Die große

Freiheit, die wir am Kempler Institut hatten, war, dass wir unseren Lernprozess direkt mit den Familien und ihren Kindern machen konnten. Wir lernten *von ihnen*. Von den Familien und Kindern! Und *mit ihnen*. Für einen »Anarchisten« wie mich war das perfekt!

✧

Bald fanden dann zehn Seminare im Jahr statt. Und in jedem Seminar wurde eine Familie vorgestellt, mit der diejenigen, die wir ausbildeten, in ihrer täglichen Arbeit zu tun hatten. Diese Familie wurde eingeladen, in der Mitte der Gruppe Platz zu nehmen. Der Therapeut arbeitete mit ihnen und einer von uns übernahm die Supervision. Wir nannten das »direkte Supervision«. Es war ein sehr überzeugender Weg, und er war sehr hilfreich, besonders für die Familien. Weil sie realisierten, dass die Fachleute unterschiedlich über sie dachten. Normalerweise »gehorchten« die Familien. Wenn ihnen der von einem Amt zugeteilte Psychologe sagte, das läuft so und so in deiner Familie, dachten sie einfach, dass es so stimmt, auch wenn sie selbst anderes im Sinn hatten. Bekamen die Familien von mir und den anderen Therapeuten nun weiter gehendes Feedback, war es für sie eine große Erleichterung, weil sie bei uns frei waren, sich selbst einzubringen, und weil sie sahen, dass wir Fachpersonen nicht immer nur einer Meinung waren.

Die Familien fühlten sich auch keinesfalls wie auf dem Präsentierteller, wenn sie beim Seminartreffen in der Mitte saßen. In den ersten Minuten, wenn sie uns vorgestellt wurden, zögerten sie vielleicht noch, sich einzubringen. Doch dann vergaßen sie, dass sie im Mittelpunkt standen, weil es so spannend und

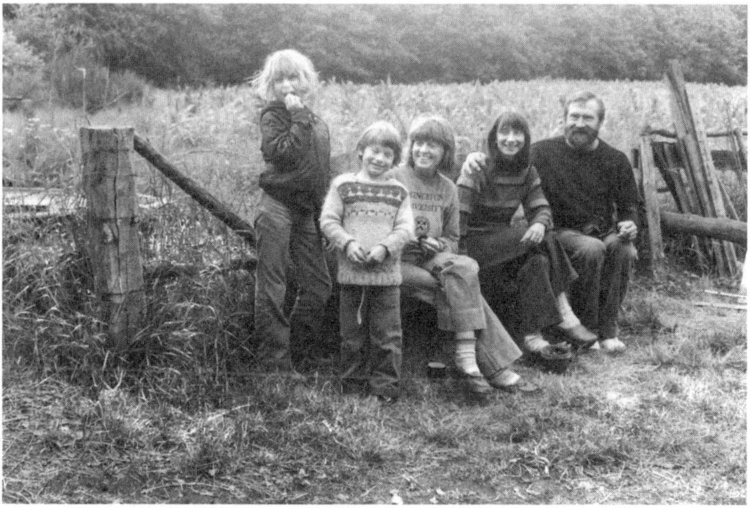

V. l. n. r.:Der Sohn von Lis Keiser und Mogens Lund, Nicolai, Lis, Katja und Mogens bei Walter Kempler in Holland.

interessant für sie war – von ihnen aus hätte die ganze Welt zusehen können! Ihre Kinder konnten sich während des Seminartreffens frei bewegen. Sie konnten ebenfalls in der Mitte sitzen oder in einem anderen Raum spielen oder, wenn sie alt genug waren, im nahe gelegenen Wald spazieren gehen. Aber wenn es wichtig wurde, wenn wir nach 10 bis 30 Minuten auf das Wesentliche in der Familie kamen, kehrten sie immer zurück, um sich dazuzusetzen. Ihre Körpersprache war dann eine unendliche Quelle von Feedback für die Erwachsenen.

FEEDBACK ALS PRINZIP

Als wir am Kempler Institut mit unserem dreijährigen Ausbildungsprogramm angefangen haben, wurde das Institut zugleich zu einer Art Laboratorium, um Familientherapie und Familienberatung zu entwickeln. Meines Wissens war es ein einzigartiger Ansatz, weil wir mit unseren Schülern Gruppentherapien veranstalteten und dies ebenso auch im Rahmen von Supervision praktiziert haben. Im dritten Jahr ihrer Ausbildung empfingen unsere Schüler ihre Klienten bei sich und konnten sie mit zur Supervision bringen.

Unsere Ansprüche an unsere Schülerinnen und Schüler waren hoch, insofern sie ihren Klienten gegenüber manchmal auch eingestehen mussten, selbst Probleme zu haben, nicht genug zu wissen, um ihnen helfen zu können: »Kannst du mir den Gefallen tun, mich zur Supervision zu begleiten, sodass ich Hilfe bekomme?« Und 95 Prozent ihrer Klienten waren damit einverstanden. Weil sie ihren Therapeuten helfen wollten. Was natürlich einen Bruch mit der alten psychotherapeutischen Tradition, vor allem der psychoanalytischen Tradition bedeutete.

Auf diese Weise aber bekamen wir enorm viel Feedback, und dies eben nicht nur von den Therapeuten, die wir ausgebildet hatten, sondern auch von ihren Klienten. Was war für sie von Bedeutung und was nicht? Die Sicht der Klienten spielte eine große Rolle, und so waren wir in der Lage, mit einer alten professionellen Kultur zu brechen. Denn Ausgangspunkt war bisher ja immer gewesen, dass nur die Klienten schwierig sind und Hilfe benötigen, nicht die Therapeuten.

Zu meinen Aufgaben zählte auch die Teilnahme an einer Reihe von jährlich stattfindenden Konferenzen in den nordischen Ländern. So lag es an mir, ein Wort oder Konzept zu entwickeln, das einen der wichtigsten Eckpfeiler unserer therapeutischen Arbeit beschreiben sollte. Der Begriff »ligeværdighed« erschien mir am präzisesten, jedoch konnte ich im Englischen keine Entsprechung finden. Nicht nur englischsprachige Wörterbücher, sondern auch britische wie amerikanische Fachleute schlugen mir immer wieder das Wort »equal« vor. Für mich war der Begriff aber zu politisch. Er erinnerte mich an die Französische und die Amerikanische Revolution und ähnliche Ereignisse.

Zu dieser Zeit, in den 70ern und 80ern, war »equal« die bevorzugte Bezeichnung für flache Hierarchien. Wir waren uns durchaus im Klaren, dass man in der Rolle eines Therapeuten mehr Macht hatte als die Eltern und die Kinder. Dies betraf vor allem jene Therapeuten, die von staatlichen und gemeinschaftlichen Fachpersonen angestellt waren. Ihre Schlussfolgerungen aus einer Reihe von Beratungsgesprächen hatten für diejenigen, die über die Zukunft einer Familie entschieden, schlichtweg mehr Gewicht.

Somit erschien es mir notwendig, ein neues Konzept in der englischen Sprache zu kreieren: »equal dignity«. Im Kontext eines Betreuungsverhältnisses bedeutete es, dass der Betreuer einzig und allein die Aufgabe hatte, der zu betreuenden Person und der Familie Input bezüglich der Qualität ihrer Beziehungen und ihres Verhaltens, wie es sich vor unseren Augen entfaltete, zu geben. Es ging nicht darum, für die eine oder andere Seite Partei zu ergreifen.

✧

Als wir dann nach zehn, fünfzehn Jahren einen Blick auf das Institut warfen und darauf, was sich im Laufe der Jahre alles getan hatte, hatten wir etwa 400 bis 500 Familientherapeuten ausgebildet, die in den staatlichen und örtlichen Institutionen arbeiteten und uns mit enorm viel Feedback versorgten. Sie wiederum bekamen von ihren Institutionen und ihren dortigen Arbeitgebern fast nur positive Rückmeldungen, was alle erstaunte, weil die Familien, von denen man bislang geglaubt hatte, dass man sie mit therapeutischen Bemühungen nicht erreichen könne, plötzlich durchaus erreichbar waren — und dies mit großem Erfolg!

Jedes Jahr haben wir 60 neue Therapeuten ausgebildet, von denen wir dieses Feedback bekamen. Und jede und jeder von ihnen hat mit 50 Familien gearbeitet. Es waren also sehr, sehr viele Familien, die unsere Arbeit getestet hatten und bei denen man sehen konnte, ob sie ihnen etwas gebracht hatte. Nach 30 Jahren kam eine enorme Anzahl von familientherapeutischen Sitzungen zusammen, die überall in Dänemark und darüber hinaus in anderen skandinavischen Ländern stattfanden, sodass wir ein kontinuierliches Feedback von den Therapeuten und von ihren Klienten hatten, das uns Aufschluss darüber gab, wo wir unsere Art, zu arbeiten, neu justieren mussten. In dieser Hinsicht waren wir wirklich eine lernende Organisation: Lernende von Klienten und Therapeuten, wie wir unsere Arbeitsweise am besten weiterentwickelten. Man muss sich diese Art »Laboratorium« als ständigen Dialog zwischen drei Beteiligten vorstellen: Klienten, also Erwachsenen und Kindern, Therapeuten und uns Ausbildern.

Was passierte, war, dass Therapeuten die Familien in die Supervision mitbrachten und wir Supervisoren den Therapeuten dann fragten: »Okay, was klappt bei euch nicht?«, und er oder sie es einem Kollegen oder mir dann erklärte. Anschließend fragten wir die Familien: »Und wie sieht es bei euch aus?«, und sie sagten, was ihrer Ansicht nach entweder zu Hause oder in ihrer Beziehung zum Therapeuten nicht so gut lief. Im Rahmen dieses Prozesses waren wir in der Lage, eine Menge ungünstiger Aspekte und alter Vorurteile aufzudecken, in dem Sinn, dass wir herausfanden, was eigentlich selbstverständlich sein sollte: dass nämlich die Beziehung zwischen Klient und Therapeut extrem bedeutend ist, dass manche Therapeuten mit manchen Klienten gut zusammenarbeiten können und umgekehrt und manche eben nicht. Klienten in öffentlichen Institutionen bekommen einen Therapeuten, den sie sich nicht aussuchen können. Fragst du hingegen die Fachleute, wer von ihren Klienten eine Therapie braucht, dann sind sie sehr wählerisch und picken sich die heraus, die sie wollen. Wir dagegen haben während des ganzen therapeutischen Prozesses wirklich versucht, das Prinzip der »Gleichwürdigkeit« zu installieren. Um wegzukommen von dieser Hierarchie, bei der nur der Therapeut das Sagen hat. Was ja auch Macht bedeutet. Natürlich hat der Therapeut großen Einfluss – und genau deswegen muss er vorsichtig sein und braucht Supervision.

Wir hatten sehr produktive Prinzipien. Therapeuten sollten auch dann Supervision verlangen, wenn sie das Gefühl hatten, dass alles gut läuft. Normalerweise bittet man um Supervision, wenn man mit dem Klienten Probleme hat. Wenn du aber das Gefühl hast, gut zu arbeiten, treten deine Fehler häufig viel offener zutage. Und zwar einfach deswegen, weil die Tendenz besteht, zu übersehen, was geschieht. Besonders, wenn der Klient dich mag. Dir also gefallen will. Mit dir kooperieren will, genauso, wie Kinder das ihren Eltern gegenüber machen. Auf diese Weise haben wir sehr interessante Erfahrungen gesammelt, und das Besondere ist, dass wir Hunderte davon hatten. Es war nicht wie bei einer klinischen Studie mit nur wenigen Teilnehmern. Es war wirklich umfangreich. Und so haben wir das auch am Leben erhalten, und es wird immer noch so praktiziert. Wenn wir heute im familylab zum Beispiel ein sechswöchiges Training in Deutschland zur Familienberatung machen, dann integrieren wir dieses Feedback in unseren Weg, wie wir ausbilden und arbeiten. Darin unterscheidet sich diese Ausbildung von jeder anderen Methode, bei der Klienten und Therapeuten mit einer Methode und Theorie konform gehen müssen.

Als wir mit unserem Institut Mitte der 1990er-Jahre nach Odder, in eine kleine Stadt südlich von Aarhus im Osten Jütlands, umgezogen waren, starteten wir mit zwei Ausbildungsgängen und zwei weiteren in Kopenhagen. Auf einer der In-

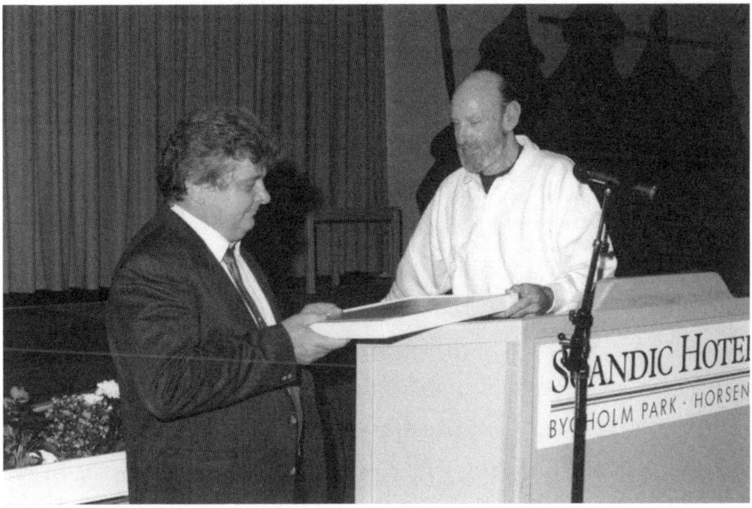

Mit Walter Kempler
auf einer Konferenz.

seln hatten wir ein weiteres Seminarhotel, wo wir mit anderen, ein- oder zweijährigen Ausbildungsgängen begonnen haben. Damals hatten wir etwa zehn oder elf Leute in unserem Ausbilderteam. Dann gab es noch eine Gruppe von »Beratern«, wie wir sie nannten, die aus 40 bis 50 Leuten bestand. Ich habe es immer so organisiert, dass nur die Verwaltungsleute und ich fest angestellt waren, die anderen waren Freelancer. Sie wurden für die Arbeit, die sie machten, bezahlt, was gut sowohl für mich als auch für sie war, weil sie, gleichgültig, was ich von ihnen verlangte, es auch hätten ablehnen können. Hätte ich sie angestellt, hätte ich ihnen sagen müssen, was zu tun sei. Wir hatten also im Ganzen nur etwa vier Festangestellte am Kempler Institut, alle anderen waren freie Mitarbeiter.

Für mich gab es im Grunde nur zwei Ziele, die man als Leiter des Instituts verfolgen konnte: Entweder, mit der Wissenschaft ins Bett zu gehen, was mich aber nicht angesprochen hat. Zunächst einmal, weil ich kein Wissenschaftler bin, und zweitens, weil ich nicht sah, welchen Wert es haben sollte. Eine Alternative sah ich vielmehr darin, dass viele, eigentlich alle Familien, zunächst Informationen darüber brauchten, wie sie am besten als Paar, als Eltern leben konnten. Unser Anspruch war also, eine öffentliche Ausbildung zu machen, die wirklich allen zugutekommen sollte, so, wie sie in Deutschland etwa an den Volkshochschulen stattfindet. Zu Beginn der 1980er-Jahre habe ich zum Beispiel eine Serie von zehn Videos erstellt, die verschiedene Aspekte des Familienlebens und wie man Kinder erzieht, beleuchteten. Diese wurden zehn Jahre lang in fast allen dänischen Krippen und Kindergärten gezeigt, sogar in Schulen. Auch alle meine Bücher sind für ein allgemeines Publikum geschrieben und nicht nur für Spezialisten.

Im Rahmen meiner Arbeit fing ich schließlich damit an, einen neuen Beruf, den des Familienberaters, zu entwickeln, und zwar im Rahmen einer zweijährigen Ausbildung. Weil ich sah, dass der Bedarf an Familienberatung viel größer war als der an Psychotherapie. Nur scheinen Fachleute es überall »feiner« zu finden, Therapie zu machen, als »nur« zu beraten.

Als ich dies erkannte, habe ich übrigens beschlossen, mein Buch über Familienberatung zu schreiben: *Familienberatung. Worauf es ankommt, wie sie gelingt.* Weil es Hunderte von Büchern über Familientherapie gibt und niemand noch ein neues brauchte, aber kein einziges über Familienberatung in den Buchhandlungen zu finden war. Dieses Buch wurde in vielen Ländern, bis heute anhaltend, ein großer Erfolg, weil es für alle die, die in den Gemeinden mit Familien arbeiten, in Jugendämtern usw., keine entsprechende Fachliteratur gibt.

Tatsächlich gibt es ja einen großen Unterschied zwischen Therapie und Beratung. Die Arbeit des Beraters ist, mit Familien über ihre Familie zu sprechen. Mit ihnen das Wissen zu teilen, das wir als Fachleute haben. Ein Familientherapeut hingegen muss eine Intervention vornehmen in der Art, wie die einzelnen Familienmitglieder aufeinander bezogen sind. Du bist dann mehr ein Guide, mehr der Boss der Sitzung, der das Sagen hat. Denn du berührst sehr heikle Muster bei jedem Familienmitglied. Also musst du mehr wissen als ein Berater. Beratung findet eher pädagogisch statt.

Meine Philosophie war im Übrigen immer, dass Familienhilfe mit der am wenigsten invasiven Methode beginnen sollte. Wenn du also eine neue Familie triffst und sie offensichtlich etwas braucht, dann fang mit Beratung an. Erst wenn das nicht ausreicht, geh zur Therapie über. Du musst der Familie auch erklären, warum du das tust. Was für die Beratenden eine gute Übung bedeutet, nämlich ihrem Klienten zu erklären, warum sie etwas machen, zum Beispiel, warum sie ihnen zu einem bestimmten Zeitpunkt einen Therapeuten empfehlen. Familien, die auf diese Weise zu einem Familientherapeuten kommen, sind auch viel besser vorbereitet als sonst. Sie werden nicht zu Opfern gemacht. Sie kommen nicht mit diesem Gefühl: »Oje, ich bin so schwierig, ich bin so unmöglich.«

DAS ENDE

Walter Kempler starb 2007, vier oder fünf Jahre nachdem ich ihn als Direktor des Instituts gebeten hatte, seine Beratertätigkeit aufzugeben. Er war durch scine Erkrankung, eine beginnende Demenz und einen Gehirntumor, einfach nicht mehr in der Lage, angemessen zu agieren, und hatte auch im persönlichen Umgang – nicht nur mit uns Kollegen – das Maß verloren. Es war für alle eine sehr schwierige Situation. Für den Namen »Kempler Institut« hatte ich mir vorab die Rechte gesichert, sodass nach Kemplers Ausscheiden und auch nach seinem Tod das Institut unter dem bekannten Namen weitergeführt werden konnte.

Die Probleme mit Kempler hatten aber nicht erst mit seiner Erkrankung begonnen. Ich empfand ihn immer schon als schwierigen Menschen. Doch es ist durchaus möglich, auch von schlechten Rollenmodellen zu lernen – sogar von Eltern oder Führungskräften. Ich hatte einen Vater, der nicht viel von einem

Vater an sich hatte. Und dennoch lernte ich von seinem Verhalten. Durch ihn habe ich erkannt, wie man es in Lebensdingen besser *nicht* machen sollte. Er war zeitlebens als Vater abwesend. Ich versuche, präsent zu sein. Ich hatte nun Kempler viele Jahre lang als »Top-Doc« über mir, und dabei lernte ich eine Menge — auch darüber, wie man es als Institutsleiter besser nicht machen sollte. Kempler wollte immer nur die Nummer eins des Kempler Instituts sein und zeigte dies allen deutlich, das hat leider sowohl seinem Ansehen als auch seiner Arbeit als Therapeut geschadet. Viele Mitarbeiter fühlten sich von ihm erniedrigt. Meine Kollegen aus Aalborg, die ich bereits erwähnt habe, Mogens Lund und Lis Keiser, habe ich wirklich bewundert. Sie haben für mich, wenn man so sagen will, ein positives Modell abgegeben. Sie waren, als wir das Institut gründeten, etwas älter als ich, und sie haben eine hervorragende Arbeit gemacht, er als Ärztlicher Leiter einer großen psychiatrischen Klinik und sie als Professorin für Sozialarbeit. Wobei man nicht vergessen darf, dass zu dieser Zeit der alte Führungsstil mit dem Ruf nach mehr Demokratie konfrontiert war und manche, die noch dem traditionellen Modell verhaftet waren, ganz verzweifelt waren.

2003 habe ich das Kempler Institut dann verlassen. Und da es eine GmbH war, habe ich die anderen, die beteiligt waren, gefragt, ob sie Anteile kaufen möchten, denn ich wollte schon damals nicht der Eigentümer sein, den man für alles verantwortlich machen kann. Zur gleichen Zeit begann ich, mich jeweils für mehrere Monate in Kroatien aufzuhalten, wo ich zehn Jahre zuvor während des Balkan-Krieges bereits gearbeitet hatte. Es wurde also Zeit für mich, das Kempler Institut zu verlassen. Meine Aktien verkaufte ich, doch meiner Nachfolgerin gelang keine erfolgreiche Leitung und so brach das Institut innerhalb von drei, vier Jahren auseinander. Die alte Gruppe, die ihre Ausbildung dort gemacht hatte, kam aber wieder zusammen, und heute arbeiten sie sehr erfolgreich. Sie betreiben das DFTI, das »Danish Family Therapy Institute«, das auf meiner Arbeit basiert. Es gibt dieses Institut in Kopenhagen und in Aarhus. In Berlin entstand in der Nachfolge des Kempler Instituts of Scandinavia das ddif, das Deutsch-Dänische Institut für Familientherapie und Beratung.

Ich selbst glaubte, fortan als Freelancer leben zu können, zumal ich aus ganz Europa viele Einladungen bekam. Aber schnell musste ich einsehen, dass meine Leidenschaft in der Arbeit mit Eltern bestand und darin, auf dieser Grundlage meine Bücher zu schreiben. Deswegen habe ich das familylab gegründet, vor allem, weil es einer internationalen Organisation bedurfte, um die Arbeit, wie ich sie am Kempler Institut begonnen hatte, fortzuführen, aber auch, um meine Bücher am Leben zu erhalten.

DIE WISSENSCHAFT UND ICH

ZAHLEN

Seit ich 2012 krank wurde, weiß ich, dass ich mit einem Handicap auf die Welt kam, was es mir schon in der Schule unmöglich machte, Mathematik und Latein zu lernen und später alles, was mit Zahlen zusammenhängt, zu verstehen. All diese Fähigkeiten kommen aus demselben »System«, es handelt sich um die gleiche Art von logischem Denken, das mir verwehrt blieb. In der Schule konnte ich das noch durch Fächer, in denen ich gut war, kompensieren, und als Erwachsener hatte ich immer Leute um mich herum, Sekretärinnen oder Buchhalter, die diesen Bereich für mich übernehmen konnten. Jetzt, da ich diese Leute nicht mehr habe, merke ich, dass ich nicht dazu in der Lage bin, mit Zahlen kognitiv umzugehen.

Ich hatte dieses Problem aber immer schon, auch bevor ich krank wurde. Ein lustiges Beispiel dafür: Mein Buchhalter lebte in Kopenhagen, und jedes Jahr kam er für eine Woche zu mir, um mit mir die Jahresabrechnung durchzugehen. Er war jedes Mal sehr frustriert, dass ich meine Einkünfte nicht nach Monaten einzeln aufgeführt hatte. Aber er gewöhnte sich daran, dass ich in dieser Hinsicht nichts taugte. Am Ende seiner Arbeit, nachdem er penibel alles erfasst und ausgerechnet hatte, kam er immer mit dem von ihm errechneten vorläufigen Ergebnis. Dann fragte er mich, wie denn das letzte Jahr wohl ausgegangen sei, und ich sagte ihm, so und so. Und ich lag immer richtig, mit einer Abweichung von vielleicht 50 000 Kronen, also etwa 7 000 Euro.

Er war jedes Mal aufs Neue erstaunt und konnte sich das gar nicht vorstellen. Aber so ist das bei mir. Ich habe immer ein großes Bild vor Augen, nie die Details. Es ist dasselbe, wenn ich mit Familien arbeite. Ich vergesse Einzelheiten und historische Fakten sehr schnell, aber ich habe ein sehr klares Bild von ihnen und ihrer Situation. Wenn ich eine Familie oder einen Klienten sehe, zehn Jahre später, habe ich keine Probleme, mich daran zu erinnern, warum sie das erste Mal zu mir kamen. Ihre Namen, wie viele Kinder sie hatten oder was sie sonst gemacht haben, das weiß ich nicht mehr, aber an das »holistische Bild«, wie man es vielleicht nennen könnte, kann ich mich gut erinnern.

ZWEI ARTEN VON WISSEN

Aus dem gleichen Unvermögen heraus ist es mir schon immer schwergefallen, wissenschaftliche Texte zu lesen. Ich lese nur die englischsprachige Zusammenfassung, mehr nicht. Keine Statistiken, nicht den ganzen Text. Sobald ich fünf Fußnoten auf einer Seite finde, gebe ich auf.

Zum Beispiel wurde vergangenes Jahr, im März 2017, in Dänemark die erste wissenschaftliche Arbeit über Beziehungskompetenz in der Schule veröffentlicht. Sie ist wirklich brillant und wurde deswegen auch als beste wissenschaftliche Arbeit des Jahres auf ihrem Gebiet ausgezeichnet. Aber ich hatte große Mühe, sie im Ganzen zu lesen, obwohl es doch genau mein Thema ist und sie stark von Helle Jensens und meiner Arbeit inspiriert wurde.

Ich lese also wissenschaftliche Aufsätze so gut wie gar nicht. Aber nicht deswegen, weil ich gegen wissenschaftlich fundierte Forschung bin, sondern weil mein Kopf da einfach nicht mitmacht. Das ist nun mal so und soll auch keine Entschuldigung sein. Es ist eine Tatsache. Es geht überhaupt nicht darum, keiner wissenschaftlichen Community angehören zu wollen. Es gibt einfach einen Unterschied zwischen mir und anderen Leuten. Ich kann nicht wissenschaftlich denken.

Andererseits bin ich natürlich sehr damit zufrieden, dass viele der nach traditionellen Kriterien wissenschaftlich arbeitenden klinischen Psychologen und Wissenschaftler meine Bücher lesen – und zwar als Eltern – und sie sehr gut finden. Und das ist alles, was ich will. Ich brauche ihre akademische Anerkennung nicht, ich brauche nichts von ihnen. Rein gar nichts. Weil ich weiß, dass ich diesbezüglich nicht qualifiziert bin.

Im Grunde gibt es doch zwei Arten von Wissen. Das eine ist evidenzbasiert, das andere basiert auf Erfahrung. Meines ist auf Erfahrung gestützt. Das erkennen viele Wissenschaftler nicht an. Ich dagegen bin glücklich, solange mein Wissen den Eltern nützlich ist. Erfahrungsgestützte Forschung ist vielen Wissenschaftlern einfach zu kompliziert, weil sie dazu interdisziplinär arbeiten müssten. Das mögen sie nicht, sie wollen ihre eigene Disziplin nach vorn bringen, nicht das, was wir notwendigerweise über Menschen wissen sollten. Und: Der erfahrungsgestützte, phänomenologische Ansatz braucht Zeit. Der letzte Pionier, der eine Arbeit in diese Richtung unternommen hat, war der Schweizer Kinderarzt Remo Largo. Er ist der Einzige, der Langzeitstudien über 30 Jahre hinaus betrieben hat. Und dies interdisziplinär. Das macht heutzutage keiner mehr.

Noch einmal: Ich habe viel Respekt vor der Wissenschaft, und soweit es mir möglich ist, sehe ich mir immer wieder neuere Forschungsarbeiten an, auch, um zu erkennen, welche eigenen Fehler ich gemacht habe. Es ist allerdings ein ernsthaftes Problem, dass sich die Wissenschaft fast immer nur auf isolierte Phänomene konzentriert und nicht auf das »Ganze«. Sich auf das Ganze zu konzentrieren verlangt eine phänomenologische Methode, die nur wenige Forscher so beherrschen, dass sie damit arbeiten können. Es bedeutet auch, in längeren Zeiträumen zu forschen, was zum Beispiel eine normale Doktorarbeit nicht leisten kann. Die Natur und Langzeitdynamik auf gegenseitiger Liebe basierender menschlicher Beziehungen wurden erst vor kurzer Zeit wieder interessant für die Wissenschaft, und ich erwarte den Tag, an dem eine erste Doktorarbeit zu dieser Thematik publiziert werden wird.

Ich selbst bin mein Leben lang bei einer eher phänomenologischen Sicht der Dinge geblieben und bin mir bewusst, dass meine therapeutische Arbeit gar keine Chance in der akademischen Welt hat. Ich verstehe mich als Beobachter und Diener des Durchschnittsmenschen. Wenn es so etwas gäbe, sähe ich mich als ordentliches Mitglied des Verbandes der Kellner. Es ist mir tatsächlich am liebsten, andere zu bedienen oder ihnen zu dienen. Es ging mir auch nie darum, meinen Standpunkt durchzusetzen.

Zu meiner Anfangszeit als Therapeut war es unter Therapeuten verschiedener »Schulen« sehr beliebt, sich über die unterschiedlichen Standpunkte und zugrunde liegenden Theorien auseinanderzusetzen. Dann wurde man schnell Diener oder Sklave seiner eigenen Einstellungen und hatte gar nicht mehr das Wohl der Familien und Kinder vor Augen. Ich habe keinen solchen Standpunkt! Auch heute nicht. Und ich strebe kein Modell an, das Eltern in der Erziehung einfach anwenden können. Ich verlasse mich auf das, was ich beobachte, und stelle fest, dass die meisten Probleme von Eltern aus Unwissenheit entstehen. Natürlich bin ich Therapeut und meine auch, immer wieder therapeutisch zu wirken, aber ich lasse mich nicht blenden und habe kein Vertrauen in den, der mir zujubelt und sagt: »Sie sind aber ein toller Therapeut!« Die meisten sagen das sowieso nur, weil du einen Namen hast, und darum ist ihr Urteil irreführend. Ich bleibe unterwegs und werde nie sagen: »Ich hab's. Ich bin fertig!«

MEINE BÜCHER

In meiner Familie wurden keine Bücher gelesen. Und so blieb mir die Literatur als Kind weitgehend unbekannt. Aber als ich am Seminarium und an der Universität studierte, las ich alles, was mir in die Hände fiel. Die ganzen Meisterwerke der Weltliteratur. Dostojewski, aber auch Thomas Mann, Grass und wie sie alle heißen. Ich habe wirklich wie ein Bulimiker gelesen.

Doch was ich gelesen habe, habe ich nicht geordnet in meinem Kopf parat. Es ist Teil meiner Sozialisation, aber ich habe es nicht in Regale gestellt und sortiert. So und nicht anders funktioniere ich nun mal.

✧

An meinem ersten veröffentlichten Buch *Dein kompetentes Kind* – es war übrigens nicht das erste Buch, das ich geschrieben habe, das war das schon erwähnte Buch über Familienberatung – habe ich lange gesessen, ich glaube drei oder vier Jahre. Eine lange Zeit also, aber ich hatte auch jede Menge anderer Arbeit in dieser Zeit Mitte der 1990er-Jahre. Ich war als Therapeut in Kroatien engagiert und wir, meine zweite Frau Suzana und ich, haben dort unser Haus gebaut. So saß ich mitten im Kriegschaos, während ich am Buch schrieb, und als ich damit fast fertig war, haben wir Skiferien gemacht. Das war 1995, im Jahr nach den Olympischen Winterspielen in Norwegen. Wir hatten für vier Wochen ein Haus in Norwegen gemietet, in dem ich das Buch dann beendet habe. Und meine Frau war währenddessen Skilaufen. Noch im selben Jahr erschien es in Dänemark und ein Jahr später in Deutschland.

Ich war so von meinen eigenen Einsichten überzeugt, dass ich davon ausging, dass sowohl Eltern als auch Fachleute das Buch als ein »Geschenk« ansehen würden, das es ihnen ermöglichte, die Vorteile ihrer harten Arbeit zu genießen – und dass es den Kindern die Anerkennung verschaffen würde, die doch seit Generationen überfällig war. Es war ein Geschenk für die vielen Fachleute, die Kinder als unmotiviert und nicht kooperativ wahrnahmen, und auch für die große Gruppe von Eltern, die sich immer wieder am scheinbar mangelnden Willen ihrer Kinder, die Anweisungen und Grenzen ihrer Eltern zu beachten, rieben. Aus persönlicher Erfahrung wusste ich, dass sowohl Eltern als auch Kinder zuhören und lernen wollten, wann immer sie sich ernstgenommen fühlten. Die Voraussetzung war eine gleichwürdige Behandlung.

Zu meiner Überraschung fiel die Antwort auf *Dein kompe-*

tentes Kind jedoch, zurückhaltend formuliert, ganz unterschiedlich aus. Die Bewertung war einerseits positiv, aber sie reichte auch bis hin zu gehässigen Kommentaren. Viele Erwachsene mochten einfach nicht, was ich geschrieben hatte, und machten daraus kein Geheimnis. Es war auch die Zeit, in der eine erfahrungsgestützte, aus täglicher Praxis gewonnene Theorie zugunsten evidenzbasierter Forschung abgelehnt wurde.

Vor seiner Veröffentlichung hatte ich das Manuskript, weil ich zögerte, einer Freundin gezeigt und gesagt: »Da ist keine Forschung drin, da ist nichts, keine Querverweise, keine Fußnoten. Wird man es überhaupt ernst nehmen?« Und sie hat mir geantwortet: »Mach dir keine Sorgen, wenn es veröffentlicht ist, wird sich auch die Wissenschaft dafür interessieren.« So habe ich es veröffentlicht. Dass es dann doch ein solcher Erfolg wurde, und dies bis heute, war eine angenehme Überraschung.

Von vielen wurde das Buch als Paradigmenwechsel in der Erziehung gesehen, aber so war es gar nicht intendiert gewesen. Für mich war es eher so: Hört zu, was ich mit meiner Arbeit mit Kindern gelernt habe, das ist ein Geschenk für alle Eltern. Das war meine Devise. Dann habe ich etwas gemacht, was in Dänemark so nicht funktioniert, aber in Deutschland üblich ist. Dass du zwei Zuhörerschaften hast: Fachleute und Eltern. Zur gleichen Zeit. Jedes Land, jeder Verlag muss sich also entscheiden: Wollen wir es für Eltern oder für die Fachleute? In Deutschland wollten sie es zuerst als Fachbuch. Ich aber wollte es vor allem für die Eltern! Bei Rowohlt hatte ich dann einen sehr guten Lektor, von Hause aus war er Philosoph, und es begann eine lange Diskussion über den Titel. Soll es nun »Dein kompetentes Kind« oder »Das kompetente Kind« heißen? »Ihr kompetentes Kind« kam auch noch ins Spiel, aber schließlich wurde mein Wunschtitel »Dein kompetentes Kind« genommen.

Als ich gemerkt habe, dass das Kapitel, das ich über Grenzen geschrieben hatte, zu philosophisch war, zu theoretisch, und dass die Leute nicht verstehen würden, was mir wichtig war, schrieb ich mein zweites Buch. In Deutschland ist es leider unter dem Titel *Grenzen, Nähe, Respekt* erschienen, der Originaltitel trifft es für mich viel besser: »Ich bin hier! Wer bist du?«. So ein wunderbarer, schöner Titel. Alle anderen Länder haben ihn gewählt, außer Deutschland.

Dieses Buch wurde vor Kurzem sogar vom schwedischen Roten Kreuz ins Arabische und in Somali übersetzt, ganz einfach deswegen, weil es sich als ein guter Begleiter für Migranten und für Immigranten nach Nordeuropa herausgestellt hat. Es ist eine Art Brücke zwischen der Art, wie sie ihre Kinder aufzuziehen gewohnt sind, und dem, was sie in Skandinavien sehen. Insofern ist es ein sehr beliebtes Buch, eigentlich überall. Auch deswegen, weil es die Position der Eltern explizit in Betracht zieht.

Deswegen dachte ich ja auch, dass Eltern jetzt bereit wären, eifrig vom »kompetenten Kind« zu lernen – von meinem Buch *und* vom Kind. Aber sie taten es nicht. Die Hälfte der Eltern hasste das Buch, weil es ihnen den Boden unter den Füßen wegzog, sie fühlten sich angeklagt, alles falsch gemacht zu haben.

✧

Ich hatte angefangen, Bücher zu schreiben, weil sich unsere eigenen Erfahrungen mit Familien, Beratern und Therapeuten sehr von dem unterschieden, was ich in Büchern über Päda-

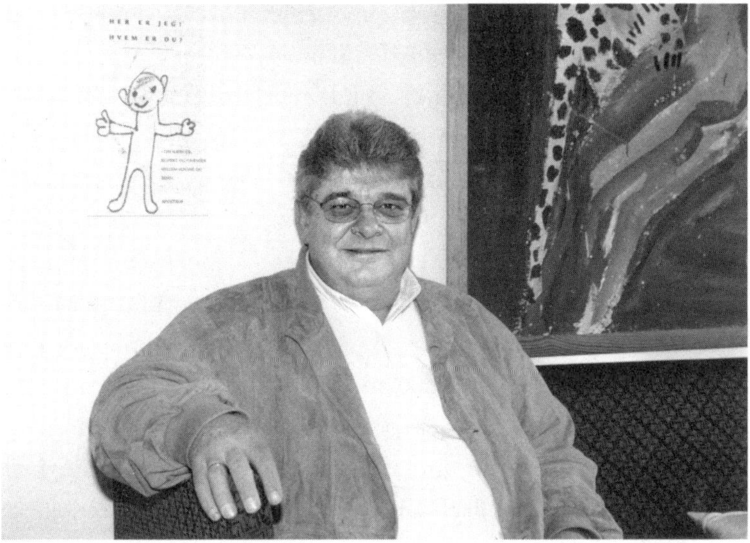

Vor der dänischen Ausgabe
von *Grenzen, Nähe, Respekt*,
1998.

gogik fand. Als Grundlage für meinen Unterricht oder meine Supervisionen fand ich im Allgemeinen lediglich eine Polarisierung zwischen »altmodisch« und »modern« vor, eine Unterscheidung, die nicht sehr hilfreich war. In keinem dieser Bücher fand ich mich wieder, und so beschloss ich, selber über meine Sicht der Dinge zu schreiben.

Mein Schreiben lebt immer und ausschließlich von meinem täglichen Umgang mit Eltern und Fachleuten. Mein persönlicher Schreibprozess beginnt für gewöhnlich mit meinen klinischen Erfahrungen, welche mich im Umgang mit Familien und/oder Fachleuten auf ein Phänomen aufmerksam machen. Dieses teste ich dann für einige Monate in der klinischen Arbeit und in Vorträgen für Fachpersonen und Eltern verschiedenster Länder. Ich hatte immer den Wunsch, Bücher und Artikel zu schreiben, die kulturübergreifend Sinn ergaben. Anscheinend ist mir das gelungen, denn inzwischen sind meine Bücher in 29 Ländern und 25 Sprachen erschienen.

Auch mein Leben in der Ehe mit einer Frau mit südeuropäischem und katholischem Hintergrund gab mir besonders viele Ideen, die meine skandinavische Herkunft und Kultur entweder ergänzten oder auch herausforderten.

Ich habe nie ein Konzept von Anfang an, es entwickelt sich immer erst während des Schreibens, bis heute ist das so. Ganz besonders jetzt, denn wir haben inzwischen eine völlig neue Generation von Eltern, die sich ganz schön verändert hat und deswegen in mancher Hinsicht ganz anderes braucht als frühere. Diese Eltern haben den Weg der alten Rollenverteilungen hinter sich gelassen, sie haben Gewalt und Bestrafung als Erziehungsprinzipien abgeschafft. Ob es dadurch für sie einfacher geworden ist, weiß ich nicht. Ich will das auch gar nicht vergleichen. Eltern zu sein *ist* schwierig – seit Jesus Christus. Es ist nicht einfacher geworden, und es wird auch nicht einfacher werden. Ich kann es ihnen auch nicht einfach machen. Ich kann nur dabei helfen, etwas zu erklären, und Brücken schaffen.

Ich habe eben keine Gesellschaftstheorie, für mich zählen einzig meine Erfahrungen, die ich mit Eltern und Kindern gemacht habe. Im Grunde habe ich nur drei Bücher geschrieben, die nicht direkt aus eigenen praktischen Erfahrungen resultierten, sondern mehr aus Überlegungen über das, was um mich herum so vor sich geht. Das eine ist *Was gibt's heute? Gemeinsam essen macht Familie stark* (das 2017 unter dem Titel *Essen kommen. Familientisch – Familienglück* neu aufgelegt und erweitert wurde). Das andere ist *Grenzen, Nähe, Respekt. Auf dem Weg zur kompetenten Eltern-Kind-Beziehung* und das dritte *Aggression: Warum sie für uns und unsere Kinder notwendig ist.*

Immer wieder werde ich danach gefragt, ob ich unter den 40 Büchern, die ich geschrieben habe, »Lieblingsbücher« habe. Ich aber lese meine Bücher nach ihrem Erscheinen nicht mehr. Ich schreibe sie, und dann bin ich mit ihnen fertig. Auch Rezensionen lese ich kaum, wobei es so viele davon heute ja auch gar nicht mehr gibt. Die Zeiten haben sich geändert. Früher gab es auch in Fachpublikationen Rezensionen meiner Bücher, aber jetzt nicht mehr so oft. Eigentlich gibt es nur noch Interviews. Nicht nur in Deutschland, inzwischen auch in Dänemark. Ich habe einige Interviews gegeben, als mein Buch »Leitwölfe sein« in Dänemark erschienen ist, und anschließend gab es auch einige Besprechungen in Fachpublikationen. Zum Beispiel in einer Zeitschrift für Hebammen, die mit dem Buch sehr glücklich waren. Sie beobachten alles, was Eltern machen, aber sie können ihnen oft keine Alternativen vorschlagen, und da hilft ihnen mein Buch offensichtlich. Auch in einer pädagogischen Zeitschrift und einer Zeitschrift für Psychotherapeuten wurde das Buch besprochen. Beide Besprechungen waren sehr positiv. Dänische Verleger sind dabei wie die deutschen. Heutzutage sind sie froh, wenn sie 2 000 Exemplare eines Buches verkaufen. Von den »Leitwölfen« haben sie in Dänemark schon 6 000 verkauft, früher wären es 25 000 gewesen. In Deutschland sind es über 70 000 Exemplare.

✧

In Dänemark wurde ich nach meiner Rückkehr, auch bedingt durch meine Krankheit, sehr warm empfangen. Obwohl ich aufgrund meiner vielen Reisen und meiner weltweiten Arbeit etwa 15 Jahre lang quasi aus Dänemark verschwunden war, konnten die Leute sich an mich erinnern. Es ist dasselbe wie in Deutschland, meine Bücher, auch die älteren, werden immer noch gelesen. Ich habe meine Verlage in Dänemark auch gewechselt. Mein erster Verleger ist im Ruhestand, und sie haben den ganzen Zweig an einen anderen Verlag verkauft. Ich habe sichergestellt, dass der neue Verlag alle meine Bücher herausbringt, auch als E-Books. Das Einzige, was sich verändert hat, ist die Art, wie man mich heute bezeichnet, mein »Titel« sozusagen. Jetzt nennen sie mich den »Grand Old Man« der Familientherapie.

Ich bin ein altmodischer Autor, der eine auf gegenseitigem Vertrauen beruhende Zusammenarbeit mit meinen Verlagen und mit Lektoren schätzt, die sich mit der Substanz von Psychologie und Psychotherapie auskennen. Diese Beziehung habe ich für meine Bücher in deutscher Sprache nach einigen Experimenten beim Beltz Verlag gefunden.

Wenn ich die Energie habe, würde ich gern noch ein Buch über »Selbstgefühl« schreiben, weil es der einzige Weg ist, wie wir versuchen können, den Kindern eine Qualität zu vermitteln, die es ihnen möglich macht, sich dort zu bewegen, wo sie sich im Augenblick gerade befinden. Mehr zu diesem für mich absolut zentralen Begriff im nächsten Kapitel.

SECHS SÄULEN MEINER ARBEIT

SELBSTGEFÜHL

Wie eben gesagt, wenn ich sehe, was sich bei den Kindern und Jugendlichen um mich herum alles verändert hat, dann müsste ich ein Buch über das schreiben, was ich »Selbstgefühl« nenne, und das etwas ganz anderes ist als Selbstwert oder Selbstvertrauen.

Lange Zeit haben sowohl Pädagogik als auch Psychologie versucht, das *Selbstvertrauen* des Kindes zu stärken, um damit sein Lernen zu fördern. Was Sinn macht, denn Selbstvertrauen hat damit zu tun, was ein Mensch macht und wie man verbessert, woran man gerade sitzt. Andererseits haben wir gesehen, dass es für viele Kinder viel konstruktiver ist, ihr *Selbstgefühl* zu stärken.

Selbstgefühl hat zwei Dimensionen: eine quantitative und eine qualitative. *Quantitativ* meint hier, wie viel und was wir über uns selbst wissen, über unsere Emotionen, Werte, Einstellungen und unser Selbstbild. Die *qualitative* Dimension beschreibt unsere emotionale und intellektuelle *Beziehung* zu diesem Wissen über uns selbst. Ein gesundes Selbstgefühl zu haben bedeutet, eine realistische, differenzierte und wohlwollende Beziehung zum Wissen über uns selbst zu haben.

Ein gesundes Selbstgefühl ist außerdem das beste psychosoziale Immunsystem gegenüber Definitionen, die uns von außen aufgezwungen werden, beispielsweise gegen Behauptungen von Verwandten: »Du bist immer so freundlich und nett!« Es hilft uns auch später, wenn wir älter sind und vielleicht gemobbt werden. Auch dann werden wir von anderen, in diesem Fall Kindern bzw. Jugendlichen, definiert, meist durch Beschimpfungen. In solchen Situationen ist es besonders wichtig, dass wir wissen, wer und was wir sind: »Ich bin nicht dick. Ich bin auch nicht immer nett, und ich will diesem Bild gar nicht entsprechen. Ich bin, wer ich bin und was ich bin!«

Heute dreht sich bei den Kindern und Jugendlichen alles um *das Sichtbare*, das Bild, und um ihr Selbstvertrauen für das, was sie erreichen wollen, in der Schule usw. Und wir sehen die Konsequenzen bei all diesen selbstdestruktiven Handlungen von Kindern und Jugendlichen, die immer mehr zunehmen: sich ritzen, Essstörungen usw. Das einzige Gegenmittel ist, dass wir sicherstellen, dass sie von Anfang an ein gesundes Selbstgefühl haben. Denn dann können sie auch einschätzen, was andere Leute über sie sagen und warum sie urteilen: Du bist so oder so. Ob es nun ein Psychologe ist, der ihnen sagt, du bekommst von mir die oder die Diagnose verpasst, oder ob jemand ihnen auf Facebook schreibt: »Du bist hässlich.« Wenn Kinder ein gesundes Selbstgefühl haben, können sie immer wieder auf sich zurückkommen und sich sagen: »Okay, das ist, was *die* denken, aber was denke ich eigentlich selbst darüber?« Deswegen ist Selbstgefühl so ein ganz besonderer Wert, eine ganz wichtige Eigenschaft, wichtiger als je zuvor.

Ich denke, dass es bislang statt um das Gefühl für sich selbst, also um Selbstgefühl, immer nur um Selbstvertrauen ging, das Eltern und Lehrer versucht haben, bei den Kindern oder Jugendlichen zu stärken. Manchmal haben sie es auch Selbstwert genannt. Wenn du an Menschen mit einem hohen Maß an Selbstvertrauen denkst, sind das meistens berühmte Sportler,

Schauspieler, Politiker usw. Oder diese Projektkinder, bei denen die Eltern den sehr schmalen Grat zwischen dem eigenen Traum von ihrem Kind — der ein Traum bleiben sollte — und der Vorstellung vom Kind als ihrem Projekt überquert haben, indem sie das Kind nach ihren Vorstellungen zu formen versuchen. Heutzutage geraten viele dieser Menschen voller Selbstvertrauen in schwere Lebenskrisen, noch bevor sie 30 sind. Früher einmal, und damit meine ich die vorletzte Generation, geschah das um die 40 herum. Damals passierte es hauptsächlich Männern, begleitet von schweren psychosomatischem Störungen, Herzattacken usw. Weil sie ungesunden Stress hatten und weil die Art, wie sie lebten, ganz einfach ungesund war. Ihr Benzintank war eigentlich voller Selbstvertrauen, aber sie besaßen kein Gefühl für sich selbst, kein Selbstgefühl. Bei Frauen war es oft anders. Wenn sie zu dem Schluss kamen, dass ihr Leben schmerzhaft war, gaben sie sich oft selbst die Schuld daran. Oder fragten sich, warum sich ihr Leben so schmerzhaft anfühlte, obwohl sie sich doch ganz okay fanden. Seitdem Frauen vor zwei bis drei Jahrzehnten anfingen, traditionell männliche Ziele wie besser bezahlte Jobs, mehr Prestige usw. anzustreben, hat sich diese Haltung bei Männern und Frauen angeglichen. Deswegen die vielen Trennungen und Scheidungen nach sechs oder sieben Jahren. Und es passiert, obwohl die Leute mit Selbstvertrauen förmlich aufgepumpt sind.

✧

Ich bin auf diesen Vorgang aufmerksam geworden, als ich mit einem berühmten dänischen Sportler gearbeitet habe, einem viermaligen Europameister im Radrennen. Er erinnerte sich: Als er in der fünften Klasse war, besuchte sein Lehrer eines Tages seine Eltern. Und sagte zu ihnen: »Ihr habt einen tollen Jungen, der sehr intelligent und sensibel ist, dem es aber offensichtlich an einem guten Selbstvertrauen zu fehlen scheint.« Die Eltern fragten den Lehrer: »Was können wir machen, um ihm zu helfen?«, und er sagte: »Findet etwas, in dem er echt gut ist und unterstützt ihn darin.« Er war eben sehr gut im Radfahren. Und dann haben seine Eltern ihn Tag und Nacht in dieser Hinsicht unterstützt, fuhren ihn ins Training, kauften sich ein Wohnmobil, um ihn überallhin begleiten zu können, zu den Wettkämpfen in ganz Europa. Nachdem er seine vierte Europameisterschaft gewonnen hatte, war er für seine Disziplin zu alt, um weiterzumachen. Und jetzt musste er sich fragen: »Was ist meine neue Identität? Was mache ich jetzt? Wie kann mein Leben jetzt Sinn machen«? Er wurde von Sportvereinen eingeladen, um dort als Trainer für Kinder und Jugendliche zu arbeiten, was er auch machte. Und sechs Monate später war er Alkoholiker. Ich traf ihn, weil seine Psychologin und Therapeutin mich um Supervision gebeten hatte. Sie spürte, dass etwas falsch lief. Er hatte ihr gesagt: »Ich weiß überhaupt nicht mehr, wer ich bin.« Und dann hat sie versucht, sein Selbstvertrauen zu stärken, so in der Art: »Sie (die Kinder) mögen dich doch«, »Du bist doch so ein toller Trainer«, usw., was aber nicht half.

Ich traf die beiden zusammen und sagte zu ihr: »Du machst denselben Fehler wie sein Lehrer und wie seine Eltern, du hast dich auf das falsche Ziel eingeschossen, denn was er eigentlich braucht, ist Selbstgefühl. Er muss herausfinden, wer er ist.« Für sie war dieser Gedanke ganz neu. Er jedoch brach in Tränen aus und sagte: »Genau das wollte ich, seit ich sieben war. Wissen, wer ich eigentlich bin. Angenommen zu werden für das, was ich bin, und nicht für die Resultate, die ich als Sportler bringe.« Als er anfing, sich damit zu beschäftigen, hörte er auf zu trinken. Und für sie war es die Erkenntnis: »Wow, ich habe bei vielen Klienten denselben Fehler gemacht.«

✧

Eigentlich ist Selbstgefühl »mein« ältestes Konzept und geht ins Jahr 1985 zurück. Und meine bisherigen Ausführungen haben hoffentlich klargemacht, dass es nichts mit dem zu tun hat, was man gemeinhin als »Selbstwertgefühl« bezeichnet. Für mich existiert dieses sogenannte Selbstwertgefühl nicht. Es ist ein deutscher Begriff – ohne Bedeutung in meiner Welt. Ganz einfach. Wenn er den Leuten gefällt, dann sollen sie ihre Freude damit haben. Mit mir hat er nichts zu tun.

Selbstvertrauen hingegen gibt es schon. Selbstvertrauen und Selbstgefühl, das sind die Begriffe, die ich verwende. Im Dänischen gibt es dafür jetzt auch einen Ausdruck, »Selbstwert«. Hier wird versucht, die beiden Begriffe Selbstgefühl und Selbstvertrauen in einem Wort zu kombinieren, was bei den meisten Klienten nur zu noch größerer Verwirrung führt, weil die eine Hälfte der Therapeuten und Ausbilder es als Selbstvertrauen versteht und die andere Hälfte als Selbstgefühl. Auch bei Kindern und ihren Eltern führt es zu noch größerer Verwirrung. Ich habe Briefe von Eltern bekommen, in denen stand: »Meine Tochter ist jetzt zwölf Jahre alt und ich habe immer gedacht, dass ich ihr Selbstvertrauen gefördert habe. Deswegen habe ich sie immer gelobt. Jetzt habe ich eine Tochter mit einem riesigen Ego, aber ohne jegliches Selbstgefühl.«

GLEICHWÜRDIGKEIT

Auch der Begriff »Gleichwürdigkeit« lässt sich in vielen Sprachen nicht finden. Ich habe zwei Wörter in ihm kombiniert – »gleich« (was oft in politischer Hinsicht oder in Bezug auf Hierarchien verwendet wird) und »Würde«. Meinem Verständnis nach ist Gleichwürdigkeit kein politischer Begriff. Es geht mir nicht darum, dass Kinder und Erwachsene hinsichtlich ihrer Machtansprüche »gleich« sein sollen. Vielmehr betont der Begriff die Tatsache, dass sowohl kognitive als auch verbale, nonverbale und emotionale Reaktionen vonseiten der Kinder bedeutungsvolle Botschaften sind, die in gleichem Umfang ernst genommen werden müssen. Ganz grundsätzlich sollten wir — und mit »wir« meine ich jeden von uns, ob Therapeut, Mutter, Vater, Führungskraft oder was auch immer — *jedem Menschen die gleiche Würde* zugestehen.

Die menschlichen Bedürfnisse von Erwachsenen und Kindern gleichen sich und es ist ein Menschenrecht, dass jedem einzelnen dieser Bedürfnisse auf eine würdige Art und Weise begegnet wird. So entschied ich mich für den Begriff der »Gleichwürdigkeit« – sowohl zwischen Mann und Frau als auch zwischen Erwachsenem und Kind.

Die »gleiche Würde«, die jedem Menschen zugestanden wird, ist entscheidend für die Qualität einer Beziehung. Wenn sie fehlt, wenn die Beziehung nicht stimmt, dann ist es wichtig, genau hinzuschauen. Das gilt für die Paarbeziehung wie für professionelle Beziehungen und natürlich und vor allem für die Beziehungen zwischen Kindern und ihren Eltern. Schauen wir unsere Kinder und Jugendlichen an! Ihre Botschaften zeigen relevante Aspekte der augenblicklich bestehenden Beziehung und sind deshalb hilfreich, um die Qualität und den Ablauf unserer Interaktionen immer wieder neu anzupassen.

DIE PROFESSIONELL-PERSÖNLICHE ENTWICKLUNG

Es ist eine weitverbreitete Ansicht, dass schwierigen Beziehungen zu Kindern nur angemessen begegnet werden kann, wenn man das Kind motiviert, *sein* Verhalten zu ändern. In den letzten Jahrzehnten aber haben wir Tausende klinische Beispiele dafür sehen können, wie wirkmächtig selbst kleinste Anpassungen des Lehrerverhaltens sein können und wie schnell dies Kindern ermöglicht, auf allen Ebenen zu lernen: persönlich, schulisch und emotional. Der Begriff »professionell-persönliche Entwicklung« bezieht sich auf die Tatsache, dass *die Person,* der Mensch (zum Beispiel in der Rolle des Lehrers) die einflussreichste Größe ist, wenn es gilt, Herausforderungen auf der Beziehungsebene zu begegnen. Es geht also nicht darum, das Verhalten des Kindes zu ändern, sondern wir als Erwachsene müssen *unser* Verhalten ändern. Dann gerät die Beziehung ins Lot, und dann sind Tür und Tor geöffnet für eine gelingende Entwicklung des Kindes. Das gilt selbstverständlich nicht nur für Lehrerinnen und Lehrer, sondern ebenso für Kitapersonal, Kindertherapeuten und alle Menschen, die professionell mit Kindern zu tun haben. Den Begriff hat ein Kollege von mir formuliert, der Psychologe Peter Mortensen.

Die professionell- persönliche Entwicklung ist eng verbunden mit der persönlichen Autorität, um die es im nächsten Abschnitt gehen soll.

PERSÖNLICHE AUTORITÄT

Alle Menschen, die sich als Rollenvorbild und gleichzeitig als Autorität verstehen, erleben dasselbe: Sie erfahren einen Mangel an Respekt für sich selbst. Das geht nicht nur Lehrerinnen und Kitapersonal so, sondern es gilt ebenso für viele Partnerschaften und das Verhältnis zwischen Eltern und Kindern. Immer findet es der eine Teil oder finden es auch beide zunehmend schwierig, sicherzustellen, dass ihre jeweiligen Grenzen respektiert werden.

Warum ist das so? Weil es in all diesen Beziehungen um die traditionelle, auf Rollen basierende Autorität geht. Du, mein Kind, bist der Schüler, die Schülerin und hast mich in meiner Rolle als Lehrer zu respektieren. Ich begegne dir nicht als Mensch, als Person, sondern als dein Lehrer, deine Kindergärtnerin, dein Erzieher. Unbestritten ist es leichter, sich auf die Rolle des Lehrers, der Lehrerin zurückzuziehen, als mit der eigenen Persönlichkeit zu überzeugen.

Wenn es uns aber gelingt, unsere eigene Person in die Beziehung einzubringen, dann ersetzen wir die traditionelle Autorität durch die *persönliche Autorität.* Diese beruht auf dem Verständnis unserer persönlichen Grenzen und unserer Fähigkeit, diese Grenzen fest und freundlich auszudrücken. Und was besonders wichtig ist: Die Fähigkeit, den anderen dazu einzuladen, es genauso zu machen. Dies führt fast immer sowohl zu einem besseren gegenseitigen Verständnis, zu Beziehungen, die auf *gegenseitigem* Respekt und Empathie gründen – sowohl persönlich als auch professionell –, als auch zu einem Mehr an Selbstrespekt. Was die professionelle Beziehung keinesfalls einer privaten Beziehung angleicht. Es fügt ihr lediglich eine persönliche Dimension hinzu.

In meinem zusammen mit meiner Kollegin Helle Jensen geschriebenen Buch *Vom Gehorsam zur Verantwortung. Für eine neue Erziehungskultur* geht es uns um professionelle Beziehungen, die auf persönlicher Autorität gründen, während in meinem Buch *Leitwölfe sein. Liebevolle Führung in der Familie* die persönliche Autorität als der allerwichtigste Aspekt für eine neue, gleichwürdige Führung der Eltern innerhalb der Familie im Vordergrund steht. In beiden Bereichen, dem professionellen wie dem privaten, gilt: Die ideale durch Erwachsene ausgeübte Führung ist proaktiv, empathisch, flexibel, dialogbasiert und fürsorglich. Das sind große Begriffe, deren Relevanz viele Seiten füllen könnte, doch hier kann ich sie nur kurz anreißen: *Proaktiv* zu sein bedeutet für mich, dass der Erwachsene in der Lage ist, seinen eigenen Werten und Zielen entsprechend zu handeln, anstatt lediglich auf das, was das Kind sagt oder tut, zu reagieren. *Empathie* ist die Fähigkeit, das Kind und den Partner wirklich wahrzunehmen, in dem, was er oder sie tut und zugleich in dem, was er oder sie fühlt. *Flexibel* sein bedeutet, dass man fähig und gewillt ist, Veränderungen und Entwicklungen beim Gegenüber, also dem Kind oder dem Partner, und bei sich selbst zu berücksichtigen – im Gegensatz zu der Haltung, immer »konsequent« zu sein. *Fürsorglich und dialogbasiert* sein heißt, die Bedürfnisse, Gefühle, Wünsche, Gedanken und Ideen des Kindes und des Partners ernst zu nehmen und zu berücksichtigen – auch dann, wenn sie den eigenen entgegengesetzt sind.

DER AUFRICHTIGE DIALOG

Wenn wir eine neue Ausbildungsgruppe starten, bitte ich alle Teilnehmer, sich zu erinnern, ob es ein Gespräch in ihrer Familie gab, in dem sich die Eltern für *das Leben* ihres Kindes interessierten anstatt lediglich für seine Erlebnisse. Das mache ich seit 25 Jahren und es ist erschreckend: Es gibt vielleicht einen unter 100 Erwachsenen über 30, der so ein Interesse verspürt hat! Kein Wunder, dass es uns so schwerfällt, mit jemandem einen echten Dialog zu führen, und dass eben auch Erzieher und Lehrer damit Probleme haben, wenn es seit Neuestem heißt, dass jeder Pädagoge mindestens einmal im Jahr ein persönliches Gespräch mit jedem einzelnen Kind aus seiner Gruppe oder Klasse führen muss. Die Lehrer sind plötzlich das erste Mal in der verzweifelten Situation, dass sie keine Ahnung haben, wie sie mit den Kindern sprechen sollen.

Auch ich selbst kann mich an ein solches Gespräch in meiner Familie nicht erinnern. Erst als ich erwachsen und verliebt war, habe ich ein echtes Interesse für mich, für mein Leben, verspürt.

Lehrer wissen zwar wunderbar, wie man Fragen stellt und Kinder belehrt, aber wie man zu ihnen spricht, das wissen sie nicht. Und sie müssen sich dafür nicht schämen, denn sie haben es von niemandem lernen können – sie haben es von ihren Eltern nicht gelernt, während ihrer Ausbildung spielte dieser Aspekt auch keine Rolle, also woher sollen sie es wissen? Und wo hätten sie sonst ein Forum finden können, um zu üben, wie man einen Dialog herstellt? Wie oben beschrieben, fehlt es ihnen an persönlicher Autorität – aber die persönliche Autorität ist kein angeborenes Talent, wie man früher dachte, sie lässt sich entwickeln. Wenn die Lehrer Verantwortung übernehmen und sich von dem Gedanken lösen, die Kinder dauernd belehren zu wollen, dann werden die Kinder sofort ihre Verhalten ändern.

Für Lehrer gilt genau dasselbe wie für Eltern: Wir alle müssen lernen, wir selbst zu sein und endlich unser Rollenverhalten und unsere dazugehörige Maske – ich, deine Lehrerin, dein Vater, deine Erzieherin – aufgeben. Wir sollten also zu einem elementaren Ethos zurückfinden und das Leben als Leben respektieren! Und dies bedeutet konkret, dass die Schule sich von der absurden Frage, ob sie die Kinder überhaupt »erziehen« soll, verabschiedet. Denn es ist doch selbstverständlich, dass du Kinder »erziehst«, wenn du mit ihnen im selben Raum bist oder sogar mit ihnen zusammenarbeitest. Die Frage sollte eher so lauten: Wie wollen wir damit umgehen, dass wir uns auf Kinder *beziehen* und sie damit auch *erziehen*? Mich interessiert das Ethos in diesem Prozess – ich möchte, dass es in Schulen mehr und mehr um Fürsorge geht und nicht ständig um Belehrung und damit mehr Lernen.

Ein alter Schulleiter, der seit fünf Jahren in Rente ist, hat mir einmal Folgendes gesagt: »Wenn ich auf meine eigene Schulzeit zurückblicke, dann muss ich feststellen, dass damals Kinder mit ihren Dramen allein fertig werden mussten. Sie konnten mit niemandem sprechen, denn jeder war allein. Jetzt, seit die Kinder freier sind, bestehen sie darauf, ihre Geschichte jemandem zu erzählen, und haben den Wunsch, ihr Leben mit den anderen zu teilen. Die Lehrer sind dazu noch nicht bereit, doch das wird sich irgendwann ändern müssen. Lehrer wollen nicht in das Leben der Kinder einbezogen werden, sie wollen sie nur belehren. Sie wollen also, dass Kinder ihre Seele zu Hause lassen und nur ihren Kopf in die Schule bringen. Aber Kinder bringen ihre ganze Existenz in die Schule.«

Lehrer sind damit überfordert, weil dasselbe ja auch von ihnen erwartet wird: ihre persönlichen Verstrickungen gefälligst vor dem Schultor abzugeben. Aber in den skandinavischen Ländern haben wir zum Glück auch in den Schulen Supervision, Coaching und die sogenannten »reflection groups« (»Nachdenkgruppen«) eingeführt, sodass Lehrer mit ihrer ganzen Existenz das Schulgebäude betreten und offen mit ihren Kollegen über sich sprechen können, wenn sie sich erschöpft fühlen, depressiv sind usw. Auch einige deutschsprachige Schulen führen diese Art der Supervision ein. Das war vor 20 Jahren wirklich ganz anders, da durftest du keine Schwäche zeigen. Hast du vor den Kollegen einmal geweint, wurdest du gleich als mentaler Problemfall behandelt. Heute wird es immer mehr Lehrern erlaubt, sich in ihrer Menschlichkeit zu zeigen, und das wird sich positiv auf den Umgang mit den Schülern auswirken.

BEZIEHUNGSKOMPETENZ

Was in der Pädagogik noch nicht etabliert werden konnte, ist ein umfassendes Konzept von dem, was wir »Beziehungskompetenz« nennen. Die Kompetenz eines Individuums, die nicht nur das schulische Lernen verbessert und das Wohlbefinden von Kindern und Jugendlichen, sondern auch das der Lehrer.

Einige Sprachen kennen für diese Kompetenz noch gar keinen Begriff. Im Bereich der professionellen Erziehung mag ein Grund dafür sein, dass es schon immer eine Grundannahme der Pädagogik war, dass Lehrer und Kitapersonal bereits wüssten, wie sie fruchtbare Beziehungen mit ihren Schülern bzw. Kitaschützlingen aufbauen. Ganz ähnlich, wie frühere Generationen glaubten, dass emotionale Liebe ausreiche, um innerhalb der Familie für gesunde Beziehungen zu sorgen. Eine weitere Grundannahme lautete: Das ist eine Eigenschaft, über die jemand persönlich verfügt, und sie kann nicht gelernt werden.

Nicht nur für die Schule gilt: Das bislang weitverbreitete Paradigma lautete sowieso, dass Kinder zuerst lernen sollen, gehorsam und kooperativ zu sein, bevor eine konstruktive und dynamische Beziehung zwischen Erwachsenen und Kindern etabliert werden kann. Über die Entwicklung in den Familien habe ich in den vorangehenden Kapiteln schon gesprochen, deshalb soll es an dieser Stelle besonders um die Pädagogik gehen: Durch die vergangenen Jahrzehnte hindurch wurden wir in vielen Ländern rund um den Globus Zeuge verschiedener Versuche, von diesem Paradigma abzurücken. Ein häufiger Weg war, *demokratische Schulen* zu gründen. Einige von ihnen hatten Erfolg, andere nicht. Ein Grund für ihr Scheitern mag darin gelegen haben, dass sie mehr auf Ideologien fußten als darauf, was wir über die tatsächlichen Fähigkeiten von Kindern wissen. Wie sie lernen, welche zwischenmenschlichen Bedürfnisse sie haben, all das spielte in der professionellen Sicht auf die Kinder eine untergeordnete Rolle.

Der Begriff Beziehungskompetenz bezieht sich auf die Fähigkeit der Lehrerinnen und Lehrer, die ihnen anvertrauten Kinder auf deren jeweils eigene Art wahrzunehmen und das eigene Verhalten ihnen entsprechend anzupassen, ohne dabei die Führung aufzugeben. »Beziehungskompetenz« beschreibt sowohl die Fähigkeit, authentisch im Kontakt mit dem Kind (oder seinen Eltern) zu bleiben, als auch die Bereitschaft, für die Qualität der Interaktion die volle Verantwortung zu übernehmen.

Beziehungskompetenz ist eine pädagogische Kunst und bezeichnet ebenso einen Wert und einen Anspruch. In dieser Hinsicht sehe ich die fachliche Kompetenz des Lehrers als Summe seiner didaktischen Kompetenz wie auch eben dieser Beziehungskompetenz.

✧

Heute scheint die Erwartung von Gehorsam bei Lehrern wie bei Eltern zu verschwinden und mehr und mehr in den Hintergrund zu geraten. Gut so, doch in gewisser Hinsicht hat stattdessen das bloße Funktionieren den Gehorsam ersetzt, wobei sich die zugrunde liegende Dynamik oder die Art, wie man über den anderen denkt, gar nicht so sehr verändert hat. Man erwartet von Kindern und ihren Familien einfach nur, dass sie in einer gänzlich durchstrukturierten Welt funktionieren. Als Folge sehen wir sowohl ein Anwachsen dysfunktionaler Beziehungen als auch Kinder, die zunehmend an den Rand gedrängt werden. Viele Eltern und Lehrer machen die Erfahrung, dass sie keine Zeit mehr für einen Dialog oder dafür haben, sich mit etwas kontemplativ auseinanderzusetzen. Was hauptsächlich mit einem komplexen Geflecht politischer und kultureller Phänomene zu tun hat, wobei sich die Situation von Land zu Land unterscheidet. Die vorgestellten Schlüsselbegriffe wie »Selbstgefühl« oder »Gleichwürdigkeit« und auch »Beziehungskompetenz« gehen diesen Phänomenen nicht auf den Grund, aber sie sind ein starkes Plädoyer dafür, uns zusammen mit unseren Kindern Zeit zu nehmen. Jeden Tag, wenn sich Kinder, Eltern, Lehrer und Erzieher treffen, teilen doch alle den gleichen Wunsch: sich vom anderen wertgeschätzt zu fühlen.

In Deutschland ist es zurzeit so: Wenn ein Lehrer keine erfolgreichen Elterngespräche oder Schülergespräche führen kann, wird im besten Fall ein Spezialist um Hilfe gebeten, zum Beispiel ein Psychologe oder sonst jemand, der infrage kommt. Lehrerinnen und Lehrer, Schulleiterinnen und Schulleiter, sie alle haben einfach nicht gelernt, dass der Mensch, von dem sie Hilfe erwarten können, genau vor der eigenen Nase sitzt. Mit anderen Worten geht es also darum, die Eltern und Schüler zurate zu ziehen. Dann würden Lehrer auch lernen, wie ihre Arbeit besser funktioniert.

In Dänemark haben wir Anfang 2000 mit diesem Konzept zur Beziehungskompetenz zu arbeiten begonnen. Und jetzt, nach 17 Jahren, wird akzeptiert, dass das notwendig ist. Es hat lange gedauert, aber ich hatte vorausgesagt, dass es dazu ein oder zwei Generationen braucht. Nun hat es nur halb so lange gedauert, und das war schnell. Hier gilt dasselbe, was Fritz Perls über Gestalttherapie gesagt hat: Es geht um die Philosophie des Selbstverständlichen. Es ist doch selbstverständlich, dass die Beziehung zwischen mir und meinem Schüler wichtig ist. Aber man hat ihr nie eine besondere Bedeutung oder einen besonderen Wert zugemessen.

Ein zweiter Grund, warum auch die Lehrer in Deutschland anfangen werden, damit zu arbeiten, ist, weil das Thema in der Wissenschaft ankommen wird. In den nächsten zehn Jahren wird es dazu evidenzbasierte Forschung und entsprechende, wissenschaftlich abgesicherte Ergebnisse geben, die in die Ausbildung an Universitäten und Pädagogischen Hochschulen Eingang finden.

MUTTER, VATER, KIND

VON BILDERN UND MODEN

Bilder, überhaupt das ganze Äußere, sind heute wichtig. Wie sehe ich aus, wie präsentiere ich mich? Mit all den geschönten Bildern oder Selfies malen wir uns Eigenschaften, die wir haben, aus und überhöhen sie; wir befriedigen uns selbst und erfinden die Geschichte der Verführung neu. Das sehen wir auch bei Familien. Wenn sie sich auf Facebook präsentieren, Twitter, egal wo, zählen nur noch die, die immer glücklich und perfekt sind. Aber in fünf Jahren wird das wieder vorbei sein. Die Leute werden sich von dieser Einstellung verabschieden. Schon jetzt formiert sich eine Gegenbewegung. Nicht nur in Dänemark wissen junge Leute längst, wie man manipulierte Bilder benutzen kann. »Wir aber wollen euch die Wahrheit zeigen«, sagen sie. »So sieht mein Körper wirklich aus. Und das werden die Schwierigkeiten für uns sein, wenn wir verheiratet sind.« Dieser ganze »soziale Orgasmus«, denke ich, ist schon vorbei. Oder wird bald vorbei sein. Es ist einfach zu dumm, um ewig zu dauern.

Wenn man in der Geschichte zurückgeht, sieht man doch, dass Fakten und Moden sich alle in einem Rhythmus von etwa sieben Jahren bewegen. Erst erscheinen sie übermächtig und dann sterben sie. Das finden wir übrigens auch bei Erziehungsmethoden. Erst sind sie total angesagt, und dann verlieren sie sich. Eines meiner besten Beispiele dafür ist das Buch *Lob der Disziplin* von Bernhard Bueb. Ich habe Bueb ein paarmal bei

Radiosendungen getroffen, zu denen wir beide als Opponenten eingeladen waren, was wir aber gar nicht sind. Ich sagte im Gespräch geradeheraus, was ich dachte: »Hör zu, Bernhard, du weißt nichts über Familien außer über deine eigene. Aber ich weiß eine Menge über Familien.« Und er antwortete: »Sie haben recht. Außerhalb meiner eigenen weiß ich nichts. Ich weiß etwas über schwierige Kinder und Pädagogik. Darüber, Lehrer zu sein. Das ist alles.« Das eigentliche Problem bei sehr vielen Experten ist, dass sie nichts über Familien wissen. Einige wissen etwas über Kinder, einige etwas über Paare, aber nur ganz wenige unter ihnen saßen jemals für lange Zeit mit einer Familie zusammen.

Bernhard Bueb und ich waren fünf- oder sechsmal zusammen im Radio. Und hatten gute Gespräche. Denn sein Buch traf durchaus einen wichtigen Punkt. Eigentlich ging es ihm gar nicht um Disziplin und Disziplinierung, der Titel erschien wohl auch eher dem Verlag verkaufsfördernd. Eigentlich geht es Bueb in seinem Buch darum, dass den jungen Leuten von heute »Selbstdisziplin« fehlt. Dass sie sich keine Ziele setzen können, über keine Strategien verfügen usw. Und das stimmt. Aber jetzt ist sein Buch tot. Und zwar deswegen, weil er denselben Fehler begangen hat wie viele andere auch: Sie behandeln Eltern genauso, wie sie wollen, dass Eltern ihre Kinder behandeln. Sie kritisieren sie, und so ist klar, dass sie langfristig keine Chance haben. Denn die reine Kritik stößt selten Entwicklung an, weil sie das Gegenüber zur Gegen- oder gar Abwehr reizt.

SCHULDGEFÜHLE DER ELTERN

Ich glaube, dass elterliche Schuldgefühle, also inwieweit Eltern sich ständig Vorwürfe machen, versagt zu haben, nicht von der Zugehörigkeit zu einer Nation abhängen. Vielmehr spielt die Religion eine große Rolle. In hauptsächlich katholischen Ländern fühlen sich die Leute viel häufiger schuldig. Wobei in Deutschland die Folgen des Zweiten Weltkrieges sicherlich eine Hauptrolle spielen.

In Frankfurt gibt es eine sehr gute Community, die sich mit systemischer Familientherapie befasst. Die waren darauf gekommen, dass Kinder mit ADS aus Familien kamen, die aus dieser Zeit heraus stark traumatisiert waren. Als ich mit ihnen vor langer Zeit gesprochen habe, haben sie eine sehr aufwendige und sorgfältige Studie erstellt. Sie hatten mit 200 Familien bis zu 15 Sitzungen durchgeführt. Und ihre Schlussfolgerung war, dass es stimmte: Die Kinder *waren* traumatisiert. Ich glaube, dass das sehr zutrifft. Aber es ist andererseits schwierig, diese Erkenntnisse auf andere Länder zu übertragen. Einfach deswegen, weil es kaum eine deutsche Familie gibt, in der keine systemisch angelegten Traumata vorkommen. Insofern mag das mit den Schuldgefühlen für Deutschland schon sehr zutreffend sein. Und es ist genau der Grund dafür, dass ich schon immer darauf hingewirkt habe, Schuld und Fehler durch den Begriff der Verantwortung zu ersetzen. Das ist harte Arbeit, aber eines Tages werden wir vielleicht Erfolg damit haben.

Was genau ist der Unterschied zwischen sich schuldig oder sich verantwortlich zu fühlen? Man sagt, Sorgen sind wie ein Schaukelstuhl: Sie halten dich zwar in Bewegung, aber bringen dich nicht voran. Schuld paralysiert die Leute, du kannst nichts verändern, wenn du dich schuldig fühlst. Du bleibst immer an der gleichen Stelle. Was bedeutet, dass du tatsächlich zu ziemlich schlechten Eltern werden kannst.

Verantwortung übernehmen meint hingegen, der Tatsache ins Auge zu sehen, dass wir als Eltern großen Einfluss darauf haben, wie sich ein Kind entwickelt. Oft kooperieren Kinder mit ihren Eltern auf eine selbstdestruktive Art und Weise, die kein Elternteil jemals akzeptieren würde, könnten die Kinder ihn oder sie vorher fragen. Doch kaum ein Kind unter zehn Jahren ist dazu fähig. Dieses Einflusses sollten wir uns bewusst sein, und wenn wir Fehler machen, was immer passiert, können wir sie korrigieren. Fehler sind keine Katastrophe, die Kinder werden uns deshalb nicht umbringen. Kinder wissen instinktiv aus ihrem eigenen Erleben, dass man Fehler macht, wenn man dabei ist, etwas zu lernen. Dass es fünf Millionen Mal am Tag passieren kann, dass man Fehler macht.

Für Eltern von Jugendlichen oder erwachsenen Kindern trifft dies in ganz besonderer Weise zu. Das Einzige, was Schuld beseitigen kann, ist Verantwortung. Wenn Eltern es also schaffen, realistisch zu denken, können sie zu sich selbst oder dem Partner sagen: »Als Eltern ist es schlichtweg nicht möglich, perfekt zu sein. Für die Fehler, die ich mache oder gemacht habe, kann ich aber Verantwortung übernehmen.« So können sie Kritik, egal ob sie real oder nur in ihrer Vorstellung existiert, annehmen und antworten: »Du hast recht. Ich tat, was ich tat, weil ich es nicht besser wusste.«

»FUCK YOU«

Es gibt bei uns in Dänemark eine Statistik, die besagt, dass 45 Prozent der erwachsenen Kinder mit ihren Eltern keinen Kontakt mehr haben wollen oder dass ihr Kontakt zu den Eltern problematisch ist. 45 Prozent – das sind eine ganze Menge. In Deutschland wird es ähnlich sein. Nur, dass die deutschen Kinder es vielleicht mehr als ihre Pflicht ansehen, die Eltern manchmal zu besuchen. Als mein Buch *Nein aus Liebe* in Italien erschien, wurde ich von einem Psychologie-Magazin interviewt, und die erste Frage war: »Wie kannst du deinen Eltern sagen, dass du keine Lust hast, jeden Sonntag zu ihnen zum Essen zu kommen?« Das war für sie offensichtlich ein Riesenproblem. Ich kann das verstehen, denn es ist wie ein Symbol für eine, sagen wir mal, gelungene autokratische Familie, in der die Eltern die Kontrolle behalten wollen. So wie der Satz: »Ich habe so viel für dich getan, wofür du mir dankbar sein solltest«, oder: »Du schuldest mir was!«, oder: »Ich habe mehr Erfahrung als du, und deswegen musst du auf mich hören.« Es gibt eine Menge Entschuldigungen dafür, aber im Grunde dreht sich alles darum, dass Eltern ihre Machtposition weiterhin ausüben wollen.

Natürlich kann es unterschiedliche Gründe dafür geben, dass Kinder ihre Eltern nicht mehr sehen wollen. Tatsache aber ist: Den meisten bedeutet ein Besuch bei ihren Eltern gar nichts: »Sie wiederholen immer nur, was sie immer schon gesagt haben, und sind gar nicht an uns, so, wie wir sind, interessiert, auch nicht an unseren Kindern, sie sind nur daran interessiert, dass die sich gut benehmen und gut in der Schule sind. Insofern ist es sinnlos.« Und auch die Kinder sagen: »Ich komme nur mit, weil ich muss …«

Ich glaube, über alle Kulturen hinweg gilt: Wenn du dein Kind als Eltern in eine Krippe oder Kita gibst, zu den Großeltern oder anderen Familienangehörigen, ist immer der letzte Satz: »Sei anständig. Benimm dich.« Mit anderen Worten: »Ich vertraue dir nicht.« Und die Hälfte der Kinder sagt: »Okay, ich will mein Bestes tun!« Und gehorchen. Und die andere Hälfte sagt. »Fuck you, ich mache, was ich will!«

Wenn du Kindern nie gestattest, das zu tun, was sie wollen, fühlen sie sich durchgestrichen. Und wenn sie immer bekommen, was sie wollen, ebenfalls. In beiden Fällen fühlen sie sich alleingelassen. Es geht also nicht darum, was richtig oder falsch ist oder wer recht hat und wer unrecht, sondern darum, den Eltern einen Sinn dafür zu vermitteln, dass es wesentlich ist, für die Existenz der Kinder Interesse zu zeigen.

KINDLICHE SCHULDGEFÜHLE

Kinder interpretieren auch das, was nicht gesagt wird, also das, was man ihnen zu verschweigen versucht. Wenn also einer der Eltern das Kind aufsammelt, mit ihm nach Hause kommt, und die Mutter oder der Vater ist traurig, wird das Kind hochsehen und sagen: »Ist etwas los mit dir?« Eltern aber haben leider das Gefühl, sie müssten immer und überall glücklich sein, und dann lügen sie. Und wenn sie das machen, haben Kinder nur eine Option, nämlich sich die Frage zu stellen: »Wenn bei ihr alles okay ist, dann muss wohl mit mir etwas nicht stimmen? Aber sie wollen es mir nicht sagen.« Richtig wäre es, wenn die Mutter oder der Vater sagen würde: »Du hast völlig recht, mit mir ist etwas los, ich fühle mich gerade nicht gut, aber ich komme damit schon selbst klar. Oder ich spreche mit deinem Vater oder einer Freundin, und dann wird es mir schon besser gehen, mach dir keine Sorgen.« Dann kann sich das Kind sagen: »Okay. Mutter oder Vater sind für sich selbst verantwortlich und nicht ich.« Und es kann sich beruhigen.

Wenn du aber nichts sagst, wird das Kind zu dem Schluss kommen: Mit ihm oder ihr ist was los, und dann muss ich mich so verhalten, dass Mama oder Papa wieder glücklich ist. Oder aber bei mir selbst stimmt etwas nicht. Beides überfordert jedes Kind.

KINDER WOLLEN AUFRICHTIGKEIT

Ich sagte es bereits: Kinder wollen unsere aufrichtige Meinung hören, also können wir uns darin üben, eine solche zu formulieren, denn das fällt uns noch immer sehr schwer: Wir könnten uns ja unbeliebt machen! Was mich zum Beispiel auf die Palme bringt, sind Sätze wie: »Es fühlt sich schlecht an …« Oder: »Ich habe das Gefühl, dass jetzt etwas Negatives im Raum ist …« Solche Aussagen machen viele Menschen, und

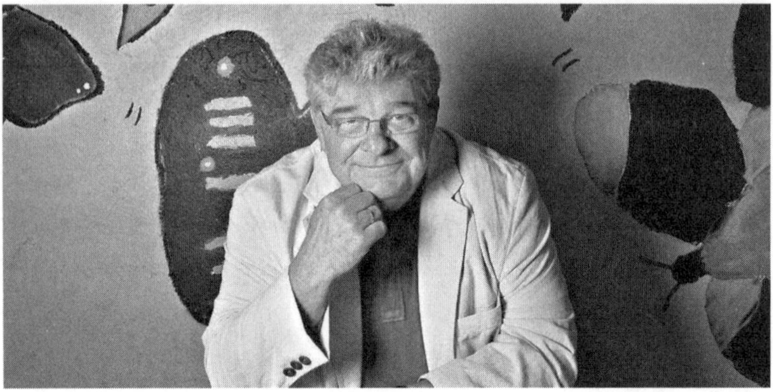

In Norwegen Ende der 90er-Jahre.

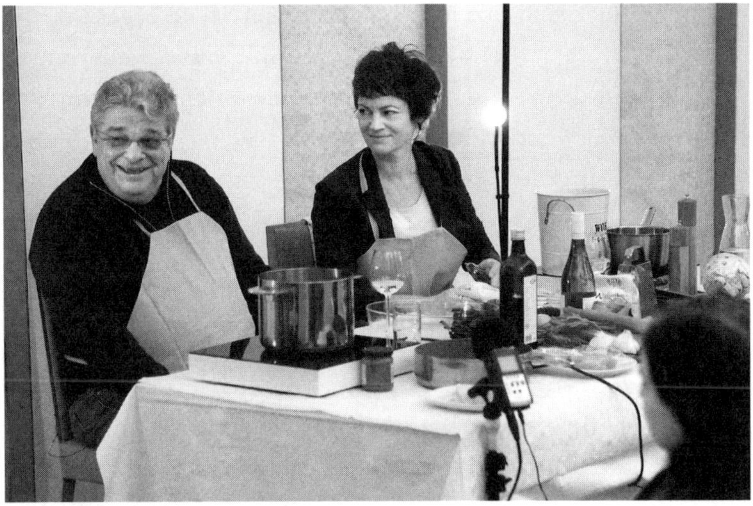

Event »Brainkitchen« mit Hanni Rützler, 2011.

besonders viele sind mir in der alternativen Szene begegnet, die ja eigentlich auf Offenheit setzt. Ich finde diese Äußerungen völlig unreif, denn sie sind nicht imstande, offen zu vermitteln: Dies oder jenes irritiert mich und Punkt! Wer solche Sätze sagt, schleicht sich aus der Verantwortung und mystifiziert die Situation. Dabei ist allen in der Gruppe meist sofort klar, dass sie der Nachbar irritiert oder dass ich mich vielleicht zu direkt an sie gerichtet habe und sie das nicht »aushalten«.

Sowohl in meiner Arbeit mit Kollegen als auch mit Familien sind mir Hunderte Beispiele begegnet, in denen Eltern, Therapeuten oder Berater die Wahrheit verschleierten – und Kinder darauf reagieren. Es waren bereichernde Gespräche, in denen wir gemeinsam, manchmal auch mit den Kindern, neuen Wegen der Kommunikation auf die Spur kamen, die allen Familienmitgliedern ermöglichten, konstruktiv und liebevoll mit der Wahrheit umzugehen. In vielen meiner Bücher, besonders in *Elterncoaching. Gelassen erziehen* und in *Pubertät — wenn Erziehen nicht mehr geht. Gelassen durch stürmische Zeiten* finden Sie Beispiele für Gespräche zwischen Erwachsenen und Kindern, denn diese Gespräche standen immer im Zentrum meiner Arbeit.

KROATIEN

MEINE ARBEIT IM »BALKANKRIEG«

Ich habe meine zweite Frau, Suzana, 1991 in Dänemark auf dem Standesamt geheiratet. 1992 reisten wir nach Kroatien, um dort in einer katholischen Kirche in Zagreb zu heiraten. Da hatte der Krieg begonnen, und wir gingen unserem ersten Impuls nach: wieder zurück nach Dänemark. Aber es war uns klar, dass wir angesichts dessen, was in Jugoslawien gerade vor sich ging, unseren Teil beizutragen hatten. Mir fiel es also nicht schwer, das Kempler Institut in Dänemark für die Arbeit in diesem Krisengebiet in Kroatien erst einmal zu verlassen.

Nach dem ersten Kriegsjahr hatten einige mutige kroatische Fachleute eine NGO gegründet, die »Gesellschaft für psychologische Hilfe« (Society for Psychological Assistance). Darunter waren zwei Freunde, die ich in Zagreb kennengelernt hatte. Der eine war Prodekan am Institut für Psychologie und die andere war Direktorin an der Schule für Sozialarbeit und Psychologin.

Von diesem Zeitpunkt an arbeitete ich für diese Organisation und lehrte die klinischen Fähigkeiten, die die Fachleute in diesem Bereich so dringend benötigten. Denn Tatsache war, dass alle kommunistischen Länder, und zwar aus gutem Grund, wie ich denke, vielleicht aber auch, weil sie schlau waren, gegen alles, was mit Psychologie zu tun hatte, eingestellt waren. Sie sahen darin eine Bedrohung, eine Gefahr für den Staat. In Kroatien gab es bis dahin nur eine sehr theoretisch ausgerichtete Lernpsychologie und die Industrielle Psychologie, das war alles.

Keine Therapieeinrichtungen oder psychologischen Beratungsstellen, gar nichts. Und jetzt befanden sie sich mitten im Krieg und wussten sich nicht zu helfen.

Ich startete ein Dreijahresprogramm, ganz ähnlich dem Programm, das wir im Kempler Institut installiert hatten, und arbeitete an der Universität mit allen möglichen Leuten, Ärzten, Sozialarbeitern usw. zusammen, die jetzt mit den Frauen, Freundinnen, Müttern und Kindern von Soldaten, die von der Front zurückkamen, konfrontiert waren, und die nicht wussten, wie sie mit der Situation fertig werden sollten. Mir war klar, dass ich etwas unternehmen musste. Die Grenzen waren geschlossen, ich musste selbst das Kopierpapier aus Dänemark besorgen. Einige der Berater waren durchaus Fachleute, und ich schrieb für sie eine Art Handbuch, zum Beispiel, was man einer Frau sagen kann, wenn ihr Ehemann von der Front zurückkehrt. Es war der erste Krieg in der Welt, wo PTSD, also die Posttraumatische Belastungsstörung, als solche anerkannt wurde. Man nannte es fortan nicht mehr so wie früher »Kriegsneurose« oder »Shellschock«.

In Zusammenarbeit mit UNICEF gelang es uns, der amerikanischen Führung zu zeigen, wie dringend diese kroatischen Fachpersonen Betreuung und Beratung benötigten. Nach einem weiteren Jahr konnten wir sie davon überzeugen, die nötige Unterstützung bereitzustellen. Die Organisation wurde also zu einem verlässlichen und proaktiven Partner für ausländische NGOs. Auch heute noch ist sie aktiv.

Der amerikanische Kongress hatte etwa 150 Millionen Dollar bereitgestellt für das, was sie soziale oder psychosoziale Unterstützung für Länder, die sich im Krieg befanden, nannten. Kroatien wurde dabei zu so etwas wie einem Versuchsfeld. Da es dort kaum Wissen über Psychotherapie oder etwas in der Art gab, betrat man Neuland. Und ich kam mit meiner psychotherapeutischen Erfahrung, mit Krisenintervention, mit meinem Wissen über Trauerarbeit und allen diesen Dingen, über die sie nichts wussten. Zu Beginn unseres Dreijahresprogramms ging ich, was eine interessante politische Erfahrung wurde, zur kroatischen Armee, denn dort hatten sie eine ganze psychologische Abteilung. Ich erklärte den Zuständigen, worum es ging und dass ich umsonst arbeiten wollte. Und sie waren extrem zuvorkommend, extrem glücklich: »Danke, danke …« usw. »Was können wir für dich tun?« Sie luden mich auch ins beste Hotel in Zagreb ein … Aber zum Schluss wollten sie meinen Beistand nicht. Weil kaum eine Regierung, und dies ist fast überall auf der Welt der Fall, zugeben will, dass es einen Soldaten belastet und psychisch schädigt, im Krieg zu sein. So hielten sie mich ziemlich kurz, und ich brauchte ein halbes Jahr, bis ich begriff, dass sie an dem, was ich tat und sagte, überhaupt kein Interesse hatten. Dass sie es für sich gar nicht nutzen wollten, weil es für sie politisch zu gefährlich war.

Aber es scherte mich nicht. Ich war wie immer ungehorsam, und wir setzten unsere Arbeit mit den Fachleuten fort. Die kroatische Regierung mochte allerdings keine NGOs, was klar ist, schließlich waren sie von der Regierung unabhängig. Man gewann auch Einsichten, die ihnen nicht recht sein konnten: Das frühere Jugoslawien war zu der Zeit, als ich dort Universitäten besucht hatte, so etwas wie das ideale kommunistische oder sozialistische Land gewesen; und nun merkte ich, sozusagen als Insider, dass es sich sehr weit entfernt von diesem Ideal befand. Es war paradox, weil ich mit Leuten zusammenkam, die unter Tito aufgewachsen waren, und ihnen nun beibrachte, wie man aufmüpfig ist. Wir mussten also einen Weg finden, dass es diese Fachleute in Ordnung fanden, ungehorsam zu sein.

In derselben Zeit war ich auch für einige Zeit in Sarajevo und gehörte einer Gruppe verschiedenster Helfer an, die vom amerikanischen Militär dorthin eingeflogen wurden. Die sich in den Tunneln und Bunkern aufhielten und dort als Ärzte, Psychologen, Sozialarbeiter usw. arbeiteten. So waren viele von ihnen in derselben Situation wie die eigentlichen Opfer des Krieges selbst. Es war absurd, ich saß in den Kellern und sprach mit Familien und ihren Sozialarbeitern, und gleichzeitig wurde in den Straßen auf Menschen geschossen. Abends haben uns die Kinder unterhalten, sie spielten Zirkus, Theater usw., weil sie genau fühlten, dass alle diese Erwachsenen unglücklich waren. Sie fanden das selbst heraus – auch wieder eine Art Kooperation vonseiten der Kinder. Genauso machen es Kinder zum Beispiel auch in einer Single-Familie. Dass sie die Löcher stopfen. Wo etwas fehlt, werden die Kinder dafür sorgen, dass es gefüllt wird.

✧

In der Zwischenzeit hatten meine Frau Suzana und einige Flüchtlinge, die sie kannte, in Dänemark eine Kampagne gestartet: »Von den Kindern der Welt für die Kinder Kroatiens«. Die Kampagne ermöglichte es dänischen Familien, Spielsachen, Puppen, Teddybären usw. an kroatische Familien zu schicken. Nach einem Jahr musste das Projekt aber eingestellt werden, denn Suzana stand kurz vor einem Burnout und es konnte kein Nachfolger gefunden werden.

✧

Zusammen mit der »Gesellschaft für psychologische Hilfe« haben wir sogenannte »Psychosoziale Teams« aufgebaut. Sie bestanden aus mehreren Fachleuten und Studenten, die Sozialarbeit oder Psychologie studierten. Es gab unter anderem Familien zu betreuen, die in Flüchtlingslagern lebten und nicht mehr dort, wo sie es gewohnt waren. Die im eigenen Land auf der Flucht waren. Wir stellten sicher, dass jede Familie eine Kontaktperson bekam, die ihnen helfen konnte. Im ersten Jahr haben wir allerdings nur mit lokalen Fachleuten gearbeitet. Und ich brauchte Übersetzer, um überhaupt arbeiten zu können. Das waren also die Bedingungen, unter denen wir dort wirkten.

Der Rest der Welt brauchte drei Jahre, um zu erkennen, dass dies kein Bürgerkrieg war, der auf religiösen Differenzen gründete. Deswegen waren keine Helfer aus anderen Ländern gekommen und ein Vakuum war entstanden. Ich habe dann einige dänische Kollegen gefragt, ob sie nach Sarajevo kommen, um Trainingsprogramme für die zu machen, die in Schmerz und Trauer lebten. Es gab einen unerschöpflichen Wissensdurst an neuen Einsichten, eine große Nachfrage nach dem, was ich anbieten konnte, und ich erreichte, dass all jene Kollegen, die ich angesprochen hatte, wirklich kamen und Workshops usw. veranstalteten.

Das geschah alles während der ersten drei Kriegsjahre. Ich war so etwas wie ein Oktopus, ich arbeitete mit Familien, wir mobilisierten andere NGOs, wir hatten Freiwillige, die in den Flüchtlingslagern an den dortigen Schulen arbeiteten, Theateraufführungen organisierten, die Zirkus machten, alles Mögliche eben. Ich wusste, wie man das alles organisiert und anstößt. Die Einheimischen hatten davon wenig Ahnung, denn alles, was mit Organisation zu tun hatte, war bislang das Privileg der

Bürokratie gewesen. Als Bürger oder in deinem jeweiligen Beruf warst du für die Organisation nicht zuständig. Das hatten der Staat, die Partei geregelt, aber nun brauchte es Helfer wie mich, die diese Aufgabe übernahmen.

Bei der Arbeit mit den Familien wie bei der Ausbildung von Beratern und Therapeuten ging es vor allem um Eigeninitiative, darum, für sich selbst Verantwortung zu übernehmen. Das Konzept der Eigenverantwortung wirkte wie eine Bombe. Ich habe es begriffen, als ich auf ein Meeting ging und sah, wie die Teilnehmer reagierten — alle waren renommierte Fachleute, doch sie alle waren in einem Land aufgewachsen, in dem eigenverantwortliches Handeln als illoyales Handeln gegenüber den Autoritäten empfunden wurde.

In Kroatien habe ich also, grob zusammengefasst, insgesamt drei Dinge getan: Ich habe eine dreijährige Ausbildung ins Leben gerufen und selbst drei Ausbildungsgruppen geleitet. Und dann habe ich »Ad-hoc-Supervision« gemacht, und zwar in den Flüchtlingslagern, zum Beispiel im Rahmen von Wochenendseminaren. Insgesamt neun Jahre lang. Von 1991 bis 2000, jeweils für sechs, sieben Monate im Jahr.

FLUCHT UND VERTREIBUNG

Was ich in Kroatien und darüber hinaus gelernt habe, ist, dass die Werte, die ich formuliert habe, über alle Kulturen hinweg ihre Gültigkeit besitzen. Es ist also egal, ob die Familie aus Japan kommt, ob sie Moslems sind, es ist immer dasselbe. Was auch der Grund dafür ist, dass sich das familylab immer weiter verbreitet hat. Die nächste Station könnte Indien oder China sein. Insofern lassen sich diese Werte auch auf das Flüchtlingsproblem übertragen.

In Dänemark wurde in der gegenwärtigen Flüchtlingskrise jedoch ein falscher Weg eingeschlagen, mit dem sie niemals erfolgreich sein werden. Und zwar ganz einfach deswegen, weil man den Migranten nicht auf halbem Weg entgegenkommen will. Man will ihnen nicht auf der Basis von Gleichwürdigkeit begegnen. Man will, dass die Geflüchteten sich integrieren, was nichts anderes bedeutet, als dass sie sich assimilieren sollen. Was nie funktioniert.

In Wirklichkeit entfremdet man die Geflüchteten von sich selbst, was auch der Grund dafür ist, dass sich so viele von ihnen radikalisieren. Weil wir ihre Werte nicht respektieren. Weil alles, was wir ihnen anbieten, unsere materialistischen Werte sind, die für sie keinen Sinn machen. Dabei wäre es einfach, es anders zu machen. Aber wir kommen immer von ganz oben. Und solange die Kommunikation so läuft, findet keine dynamische Kommunikation statt.

Etwas könnte interessant sein. Als ich nach dem Krieg in Jugoslawien nach Dänemark zurückkam, wurde ich als Flüchtlingsexperte angesehen, und man hat mich in Städte und Gemeinden eingeladen, um Vorträge vor Fachleuten zu halten oder Seminare zu veranstalten, wie man mit Flüchtlingsfamilien arbeitet. Das habe ich gemacht, und die meisten waren so dankbar und meinten: »Wenn ich das gewusst hätte …« Und ich sagte ihnen: »Das, was ich euch jetzt zwei Tage lang erzählt habe, hätte ich genauso auch über dänische Familien sagen können, es gibt keinen Unterschied.« Das hat sie schockiert, denn sie wollten das als exotisches Thema haben, sie wollten, dass es hier einen Unterschied gibt. Aber Menschen sind überall Menschen, das ist alles.

HEIMWEH

Ich hatte in meinem Leben so gut wie nie Heimweh. Aber ich kann genau sagen, wann es das erste Mal vorkam. Ich fuhr von der Mitte Kroatiens aus nach Istrien, das dort wie eine Halbinsel ist. Und dann musste man so etwa 15 Kilometer durch einen Tunnel fahren. Das erste Mal, als ich mit meiner Frau Suzana dort entlangfuhr, so zwei Kilometer nachdem wir in Istrien angekommen waren, musste ich sie bitten, anzuhalten. Und ich stieg aus, setzte mich auf einen Felsen und musste eine halbe Stunde lang weinen. Weil ich das erste Mal in meinem Leben das Gefühl hatte, zu Hause zu sein. Ich empfand: Das hier ist der Ort, an den du gehörst. Ich habe dieses Gefühl danach nie wieder gehabt. Auch deswegen ist es ein so großer Verlust, dass ich jetzt nicht mehr reisen kann. Wir hatten uns dort ein Haus gebaut, das wir nun zu verkaufen versuchen.* Der ursprüngliche Plan war ein anderer gewesen.

Ich habe immer gedacht, mit 75 zu sterben, denn meine Lebensweise war nicht so gesund, das Trinken und Rauchen … Das Lebensende mit 75 erschien mir also realistisch. Die Idee war, dass ich alle meine Reisen und meine Vorträge einstelle

---

* www.santa-domenica.com

und es der zweiten Generation überlassen würde, mein Erbe diesbezüglich anzutreten. Ich selbst würde in Istrien sitzen und noch ein paar Bücher schreiben und jeder, der Seminare abhalten wollte, könnte kommen und mich da treffen, denn das Haus war groß genug. Und dann, 2012, als ich krank wurde, erinnerte ich mich an dieses amerikanische Sprichwort, das mit der Frage beginnt: »Willst du Gott zum Lachen bringen?« Und wenn du sagst: »Ja, das würde ich gern«, sagt der andere: »Dann erzähl ihm von deinen Plänen.« Und genau so ist es gekommen. Der ganze Plan für den letzten Teil meines Lebens wurde durcheinandergewirbelt. Deswegen sitze ich jetzt hier in Odder in Dänemark, wo ich mich nicht wirklich zu Hause fühle. Es ist okay hier, in diesem Appartement. So ist es nun einmal. Einer der Vorteile aus meiner persönlichen Vergangenheit ist, dass ich in der Lage bin, mich leicht anzupassen, dass ich leicht mit etwas klarkomme. Ich vergeude nicht meine Zeit, mich ständig darüber zu beklagen. Ich bin auch ziemlich pragmatisch. Es ist, wie es ist, wie es ist. *A rose is a rose is a rose.* Was sich jetzt als eine gute Einstellung zum Leben erweist.

JAHRE DER STILLE

DIE KRANKHEIT

Am 25. November 2012 hielt ich in Ljubljana in Slowenien einen Vortrag vor 50 Geschäftsleuten. Plötzlich spürte ich, wie mein linkes Bein unter mir nachgab, und stürzte zu Boden. Man brachte mich in die Notaufnahme der dortigen Klinik, aber die Ärzte konnten nicht herausfinden, was mit mir los war. Einige Tage später war ich zurück in Zagreb und kam erneut auf die Intensivstation. Die ganze Zeit befand ich mich in einem Koma, das etwa zehn Tage andauerte. Meine Frau organisierte dann einen Krankentransport ins Rigshospitalet in Kopenhagen. Die Diagnose lautete *Transverse Myelitis*. Es handelt sich dabei um eine Autoimmunkrankheit, bei der das spinale Rückenmark durch eine Entzündung blockiert wird, was sehr wahrscheinlich dazu geführt hat, dass ich seitdem von der Brust abwärts gelähmt bin. Ich habe zwei Wochen in Kopenhagen gelegen und wurde anschließend in ein Rehabilitationszentrum nach Viborg in der Mitte von Jütland verlegt, wo ich die nächsten 18 Monate verbrachte.

Die ersten drei, vier Monate befand ich mich, wie soll ich es ausdrücken, in einer Art Überlebensmodus. Ich war nur damit beschäftigt, mich mit der Tatsache auseinanderzusetzen, dass ich gerade kognitiv, emotional und körperlich mehr einem Baby ähnelte als einem Erwachsenen. Und erst ganz allmählich fing ich an, mich mit meiner Situation zu arrangieren. Wie man mir später sagte, begann ich, tagsüber mit den Ärzten und

Krankenschwestern und Physiotherapeuten zusammenzuarbeiten und nachts meinem alten Zustand nachzutrauern.

Nach drei oder vier Monaten habe ich mir eine Liste von dem gemacht, was ich verloren hatte, und als ich bei Position 64 angekommen war, habe ich es aufgegeben, weil mir bewusst wurde, dass ich das meiste von dem, was ich einstmals besaß, verloren hatte.

In mancherlei Hinsicht war dieses erste Krankheitsjahr dennoch interessant für mich, weil sich die Ärzte, Krankenschwestern oder Physiotherapeuten ganz ähnlich benahmen, wie sich viele Mütter und Väter zu ihren Kindern verhalten. Was so viel heißt, dass sie mir immer sagten, was am besten für mich ist, und wenn ich dagegen protestierte, dann sagten sie genau wie meine Mutter: »Es ist doch nur zu deinem Besten …« oder »Das wird dir guttun …«. Und da ich nur sehr leise sprechen konnte, hatte ich kaum die Möglichkeit, dagegen zu protestieren, und wenn ich es doch tat, dann sagten sie mir: »Sie sollten höflich mit uns sein, so, wie wir auch immer höflich zu Ihnen sind, wenn wir mit Ihnen reden.« In gewisser Hinsicht war es eine Wiederholung meiner ersten drei Lebensjahre, als ich noch ein Kind war. Und ich entdeckte, dass das meiste, was ich darüber geschrieben hatte, wie Kinder ihre Beziehung zu ihren Eltern erleben, den Sachverhalt ziemlich genau traf.

Nachdem ich vier, fünf Monate in Viborg verbracht hatte, war jedem klar, dass sich mein Zustand nicht verbessern würde, zumindest nicht, was die Lähmung betraf. Also konzentrierte ich mich auf die Rehabilitation meiner Hände, Arme und meiner kognitiven und emotionalen Fähigkeiten. Ein Grund dafür, dass ich so lange dort blieb, war auch, dass ich mich durch mein monatelanges Liegen wund gelegen hatte. Es war ein neues Drama, denn jetzt durfte ich nur 15 Minuten am Tag sitzen und musste den Rest meiner Zeit in verschiedenen Positionen liegend verbringen.

Komplikationen gab es immer wieder: Als ich nach Viborg gekommen war, machte mir ein Luftröhrenschnitt (Tracheotomie) zu schaffen, der aus der Zeit stammte, als ich im Koma gelegen hatte und künstlich beatmet werden musste. Ich war damals nur in der Lage, zu jemandem zu sprechen, wenn ich einen Finger auf den künstlichen Ausgang unterhalb meines Kehlkopfes legte, und war nach ein paar Monaten am oberen Abschnitt meiner Luftröhre erkrankt, sodass ich nicht mehr durch Nase und Mund atmen konnte. In den ersten eineinhalb Jahren wurde ich etwa siebenmal operiert, um einen Stent einzufügen, eine Art künstliche Luftröhre, aber es war nicht erfolgreich. Mein Chirurg in Dänemark fand dann einen deutschen Kollegen und meinte, die Ärzte an dessen Klinik seien die einzigen in Europa, die dieses Problem in den Griff bekommen könnten. Als Bürger Dänemarks habe ich das Recht, ärztliche Hilfe im Ausland dann in Anspruch zu nehmen, wenn in Dänemark eine solche Behandlung nicht angeboten werden kann. Und so bin ich im Sommer 2016 in Deutschland behandelt worden und hatte dort eine sehr erfolgreiche Operation. Meine Stimme kam zurück!

Das war das Beste: dass ich meine Stimme wieder hatte. Und nachdem ich zwei Jahre lang, von Ende 2012 bis 2014, wie jemand funktioniert hatte, der an einer schweren Demenz erkrankt ist, arbeitet mein Kopf nun wieder so wie früher. Dennoch ist an schlechten Tagen meine Fähigkeit, mich auf etwas zu fokussieren, sowohl beim Lesen als auch im Gespräch, eingeschränkt. Wenn ich dicht bei jemandem sitze, fällt es mir leicht, nur dem Aufmerksamkeit zu schenken, was wir gerade besprechen, aber wenn ich mich auf etwas »Fremdes« und Abstraktes konzentrieren muss, ist es schwer. Das ist erst seit meiner Krankheit so.

✧

Die ganze schwere Zeit hindurch, als ich krank und völlig hilflos war, und auch später, als ein Teil meiner Lebenskräfte endlich wiederkam, war mein Sohn Nicolai mir eine große Stütze. Von Thailand aus, wo er seit 2012 lebt, besuchte er mich, auch zusammen mit seinem Sohn Alexander, meinem Enkel. Er half mir und kümmerte sich um die Angelegenheiten, die ich nicht alleine erledigen konnte. Ich sagte es schon: Wir reden nicht sehr viel miteinander, aber er weiß, wie es mir geht und was ich brauche.

Nachdem Nicolai sich von seiner ersten Frau hatte scheiden lassen, war er für drei Monate nach Thailand gegangen, um in einer Kochschule die thailändische Kochkunst zu erlernen. Dort hatte er sich in eine seiner Lehrerinnen verliebt und sie geheiratet. Gemeinsam waren sie nach Dänemark zurückgekehrt, um zu sehen, ob sie hier leben könnte. Schon bald wurde sie jedoch mit dem dänischen Rassismus konfrontiert und litt unter dem eher unfreundlichen Klima. So zogen sie nach Thailand. Später haben sie zwei kleine Hotels in Phuket gepachtet und einen Sohn, Matthew, bekommen.

✧

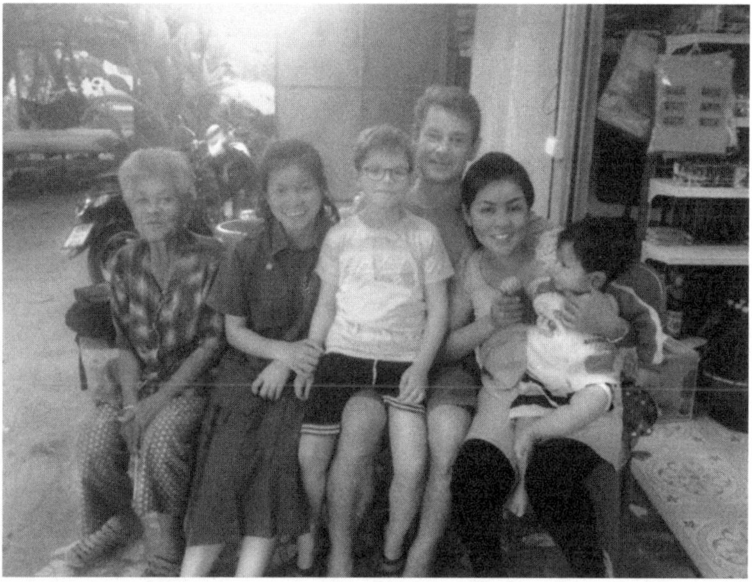

Die Patchworkfamilie:
Nicolai mit seiner neuen Familie in Thailand.
(v. l. n. r.:) Nicolais Schwiegermutter,
die Tochter seiner Frau, mein Enkel Alexander,
Nicolai, seine Frau, mein Enkel Matthew.

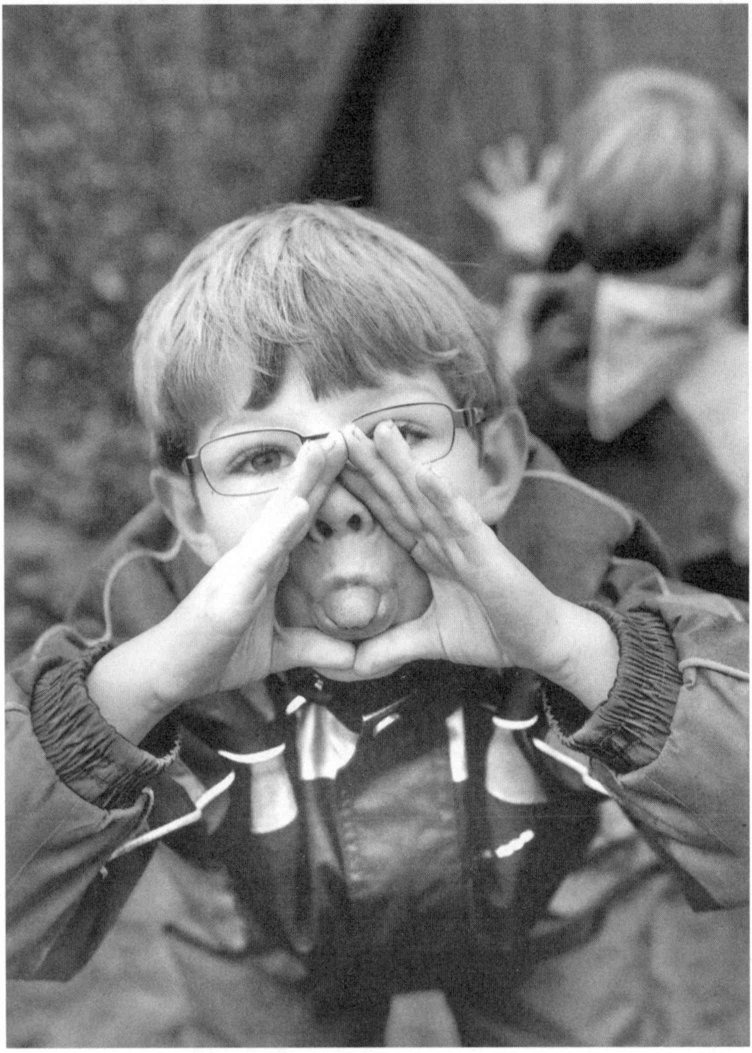

Mein Enkel Alexander

Im November 2014 fingen schließlich diese fürchterlichen Schmerzen an, die ich bis heute habe. Keiner konnte sich die Schmerzen an meinen Sitzbeinhöckern, wie diese Sitzknochen heißen, erklären. Sie sind wirklich unbeschreiblich. Inzwischen glauben die Ärzte herausgefunden zu haben, was der Grund für diese Schmerzen sein könnte, nämlich dass es mit der Durchlässigkeit meines Darms zu tun hat, und seit einigen Monaten versuchen sie das mit einer Kortisonbehandlung zu beenden. Ob es Erfolg hat, werde ich demnächst wissen. Aber diese Schmerzen sind immer da.

Ende 2016, als sich herausstellte, dass die bisherige Diagnose, weshalb ich ständig Schmerzen hatte, falsch war – die Ärzte hatten immer nur von einem neuropathischen Schmerz gesprochen –, schlug mir ein Freund und Kollege vor, dass ich es einmal mit einer Traumatherapie versuchen sollte. Ich habe sie jetzt angefangen, um mit dem Schmerz auf andere Art und Weise umzugehen, statt nur sein Opfer zu sein. Mal sehen, ob das möglich ist. Bisher hatte ich erst zwei Sitzungen mit einer sehr guten Therapeutin. Und da wurde mir klar, dass mein ganzes Leben bislang von zwei traumatischen Erfahrungen geprägt war. Eine davon war Angst. Ich war schon immer ängstlich, verstand es aber auf gewisse Weise, diese Angst vor anderen zu verbergen. Oder andersherum: Vielleicht war ich einfach nur von Menschen umgeben, die noch ängstlicher waren als ich. Auf jeden Fall war es mir nicht bewusst gewesen, wie sehr mich diese Angst beherrschte. Und die andere traumatische Erfahrung würde ich als das Gefühl der »Erniedrigung« bezeichnen, das ich seit meiner frühen Kindheit kannte und das sich als Muster durch mein ganzes Leben hindurchzieht. Und sich immer wieder von Neuem wiederholt: Autoritäten entscheiden über mich, wollen, dass ich mache, was sie glauben, dass es für mich gut ist. Hören mir nicht zu. Immer dieselbe Geschichte. Nahezu 70 Jahre lang.

Ich kann zwei Beispiele von wichtigen Beziehungen nennen, in denen ich mich erst kürzlich sehr gedemütigt fühlte. Eine dieser Beziehungen entstand in derselben Klinik, in der ein sehr kompetenter und überzeugender Chirurg mir meine Stimme wiedergab. Sein Vorgesetzter war das Gegenteil. Sein Ego war größer als jedes Ego, das ich bisher, sogar in den 70ern und 80ern, als ein Kollege vom Kempler Institut und ich einige dänische Ärzte in führenden Positionen Patientenkommunikation lehrten, kennengelernt hatte. Vor meiner Ankunft hatte ich ihm und seinen Mitarbeitern eine Liste meiner Bedürfnisse als körperlich behinderter Mann zukommen lassen: eine Luftmatratze, ein Lift, ein Rollstuhl, ein Toilettensitz etc. Als ich schließlich gemeinsam mit meiner persönlichen Betreuerin eintraf, war keines dieser Dinge vorbereitet. Ich fragte die Oberschwester, die aber nichts von einem derartigen Brief gehört hatte. Also verlangte ich, den Vorgesetzten selbst zu sprechen. Er kam zu mir und hörte sich meine Beschwerde an. Er entgegnete mir, niemals einen solchen Brief gelesen zu haben. Wortlos zog eine Schwester den Brief aus meinen Akten und übergab ihn dem Leiter. Er las sich etwa die Hälfte des Briefes durch, gab ihn der Schwester zurück und sagte: »Derartige Briefe von Patienten lese ich nicht. Ich spreche nur mit ihren Ärzten.« Mit diesen Worten ließ er mich zurück. Nur weil ich mein professionelles deutsches Netzwerk aktivierte, konnte ich die folgende Zeit überstehen. Die Operation verlief gut, aber mein Aufenthalt war die Hölle. Zu Hause angekommen, schrieb ich dem chirurgischen Leiter einen Brief, in dem ich mein Erlebnis beschrieb. Er hat mir nie geantwortet, den Brief aber mehreren seiner Kollegen gezeigt, um zu beweisen, mit welchem Idioten er sich herumschlagen musste. Der Brief landete schließlich, zu seinem Nachteil, bei der medizinischen Verwaltung der Klinik. Nur einige Wochen später erhielt ich einen offiziellen Entschuldigungsbrief, der von der gesamten Verwaltung unterschrieben war und das Angebot enthielt, als Entschädigung meine mit dem Klinikaufenthalt verbundenen Ausgaben, zum Beispiel Leihgebühren für den Rollstuhl, zu übernehmen.

Das zweite Erlebnis dieser Art bezieht sich auf das Rehabilitationszentrum, wo ich 18 Monate verbrachte. Ein Jahr nach meiner Entlassung kam ich für eine jährliche Nachuntersuchung zurück. Mein Leben war bereits beinahe unerträglich geworden, da ich unter den schon beschriebenen Schmerzen litt. Ich hatte meine Stimme beinahe ganz verloren und deshalb zwei Seiten über meine Schmerzen verfasst. Ein Arzt begrüßte mich. Ich hatte ihn noch nie zuvor getroffen. Er stellte mir einige Fragen bezüglich seiner Forschung und stimmte zu, wenn auch nur zögerlich, meine Beschreibung an seine Kollegen weiterzugeben. Die medizinische Leiterin, ebenfalls neu und mir gänzlich unbekannt, kam, um mich zu entlassen. Als ich sie über meine Schmerzen befragte, meinte sie, ich müsste meinen Hausarzt aufsuchen. Dies hatte ich aber bereits getan, und er hatte mir geraten, mich an sie zu wenden. Als ich wieder zu Hause ankam, war ich so wütend, dass ich beschloss, ihr einen Brief zu schreiben. Sie antwortete mir, indem sie mich zu einem Treffen einlud — wohl wissend, dass ich nicht sprechen konnte.

✧

Anhand dieser und anderer Rückblicke in mein Leben war es für die Therapeutin und mich möglich, in nur zwei oder drei Sitzungen eine ganze Liste von Ereignissen anzufertigen, bei denen Angst und Erniedrigung die treibenden Momente waren. Für mich bedeutete diese Erkenntnis eine sehr wichtige Erleichterung. Und wiederum wichtige Einsichten in meine lebenslange Arbeit mit Kindern und ihren Eltern.

FAMILYLAB INTERNATIONAL

Als das familylab 2006 gegründet wurde, sah die Erziehungswelt noch ganz anders aus. Plötzlich waren so ziemlich alle Arten von Erziehungsmethoden »auf dem Markt«, und auch wenn ich mich in Debatten und Streitgesprächen bemühte, für Klarheit zu sorgen, war es nicht immer möglich. Insofern war es für mich eine sehr wichtige Hilfe, dass alle nationalen familylabs und ihre Seminarleitungen täglich mit wissbegierigen und engagierten Familien konfrontiert waren. Eigentlich hätte das ausreichen sollen, meine Position so klarzumachen, wie ich es heutzutage versuche, aber damals war ich noch nicht in der Lage, meine Arbeit so klar zu definieren, wie ich es – hoffentlich – heute kann. Mein Denken, meine Erkenntnisse, meine Methodologie und Philosophie waren immer das, was man als »work in progress« bezeichnen kann, und deshalb sind sie nur schwer zu kategorisieren oder auf den Punkt zu bringen. Immer, wenn ich im Dialog mit einer Familie oder einem professionellen Berater oder Therapeuten bin, lerne ich dazu, was mich dazu inspiriert, meine Art und Weise, mit anderen zu kommunizieren, erneut zu verändern. Das Ziel aber bleibt immer dasselbe: Es besteht in meiner Hoffnung, Menschen dazu zu bringen, ihren eigenen Weg zu finden und bedeutende Beziehungen aufzubauen.

Um die Arbeit in unseren Familienwerkstätten auf den Punkt zu bringen, könnte man sagen, dass wir als Familientherapeuten und Konfliktberater Eltern dabei unterstützen, eine authentische und respektvolle Führungsrolle in der Familie zu entwickeln. Und den Menschen, die wir im familylab international gemeinsam ausbilden, Anregungen geben, diese Botschaft an die ihnen anvertrauten Familien weiterzugeben. Immer gehe wir dabei von einer natürlich vorhandenen sozialen Kompetenz des Kindes und der Gleichwürdigkeit von Kindern und Erwachsenen aus.

Aus all meinen beruflichen Erfahrungen habe ich eine spezifische Therapie- und Beratungspraxis entwickelt, in der ich in Form von Kurzzeitinterventionen mit der ganzen Familie arbeite. Dass auch die Kinder in unseren Gesprächen anwesend sind, ist oft als ein ungewöhnlicher Ansatz empfunden worden. Mir war ihre Anwesenheit immer wichtig, denn oft ist es schon genug, dass Kinder sehen und hören, dass und wie ihre Eltern sich um eine Lösung der Probleme in der Familie bemühen.

Als ich das »familylab« gegründet habe, habe ich mich, wenn man so will, nie darum gekümmert, neue Mitglieder anzuwerben. Sie kamen allmählich hinzu und einmal im Jahr haben wir uns in Istrien getroffen. Mein Plan war immer gewesen, das familylab den jeweiligen nationalen Leitern zu übergeben, und mich von meinem Einfluss, von meiner Machtposition, nach und nach zurückzuziehen. In der Hoffnung, immer noch über einen gewissen Einfluss zu verfügen, indem ich Bücher schreibe, Artikel veröffentliche usw. Ich hatte immer zu allen anderen gesagt: »Und was macht ihr, wenn ich morgen sterbe?« Natürlich wollte niemand darüber wirklich ernsthaft nachdenken.

Aber dann passierte es wirklich, ich wurde krank. Und es kam zu einer großen Krise in der familylab-Familie. Der Papa war von der Bühne verschwunden. Heute befindet sich das familylab in keiner Weise mehr in meinen Händen, es ist eine NGO, die als »familylab Association« ihren Sitz in der Schweiz hat. Mit anderen Worten, ich bin völlig außen vor. Die Leitungen der familylabs haben alles in der Hand, was für mich perfekt ist. Das familylab gehört jetzt allen 19 Ländern, und es ist dabei, sich immer weiter auszudehnen. Jedes Mal, wenn ein neues Land dazukommt, wird es Miteigentümer der NGO. Diese nationalen familylabs beraten Familien, sie bilden die Berater aus usw. Und davon zahlen sie einen kleinen Betrag in die familylab Association. Im Grunde funktioniert diese wie eine Stiftung. Ich bekomme ein ständiges Honorar vom familylab, denn ich habe alle Handbücher geschrieben, die sie für ihre Seminare benutzen, und arbeite als Gastlehrer. In Deutschland hat Mathias Voelchert Hunderte Seminarleiter ausgebildet und leistet exzellente Arbeit. Dasselbe gilt für Katharina Weiner in Österreich und Caroline Märki in der Schweiz.

DER SINN DES LEBENS

Vieles hat sich für mich verändert, nachdem ich krank geworden bin. Wie schon gesagt, vor allem vermisse ich die Reisen und mein Haus in Istrien. Die großen Veranstaltungen vermisse ich hingegen nicht. Der tägliche Kontakt mit Familien und Fachleuten fehlt mir, weil das mein Schreiben immer am Leben gehalten hat. Organisiert hatten die großen Veranstaltungen ja das familylab oder meine Verlage, um meine Bücher zu vermarkten und ihren Lesern nahezubringen. Damit war ich immer einverstanden gewesen. Doch für mich selbst habe ich sie nie organisiert.

Kommen wir also zum Schluss. Im Juni 2017, nachdem ich nach Aarhus ins Krankenhaus gekommen war und mich gerade mal fünf Minuten vom Tod getrennt hatten, geriet ich in eine weitere Existenzkrise meines Lebens. Und habe mich danach gefragt, wer bin ich eigentlich, was habe ich in meinem Leben gesagt, geschrieben und getan? Soweit ich das heute überblicken kann, bin ich immer noch den Prinzipien und Werten verpflichtet, die mich mein ganzes Leben begleitet haben. Mein ganzes Leben hindurch habe ich das Kind in mir wach halten können, und daraus speist sich mein Engagement, meine Arbeit für Kinder und ihre Familien.

In den letzten sechs Monaten war ich manchmal nahe daran, Suizid zu begehen. Wobei dies, wenn man körperlich so eingeschränkt ist wie ich jetzt, gar nicht so einfach zu handhaben ist. Aber ich hätte schon einen Weg gefunden. Also habe ich darüber nachgedacht, was eigentlich der Sinn für mich ist, am Leben zu bleiben? Und der einzige Sinn, oder 90 Prozent davon, liegt darin, weiterhin das Universum des familylab zu unterstützen und die Verbreitung meiner Bücher. Ohne dies wäre vieles sinnlos. Ich habe einen Sohn in Thailand und zwei Enkelsöhne und natürlich habe ich Freunde, aber diese Arbeit hält mich am Leben. Vielleicht ist es schon immer so gewesen. Vielleicht habe ich immer schon den klassischen männlichen Fehler begangen, die Arbeit wichtiger zu nehmen als das Leben selbst. Vielleicht. Meine beiden Frauen, mit denen ich verheiratet war, werden dem sicherlich zustimmen.

DANKE

Dieses Buch wurde von meinem guten Freund und Kollegen Dr. Claus Koch inspiriert. Ohne seine Initiative und nachhaltige Unterstützung wäre es nie veröffentlicht worden. Dasselbe gilt für meine Kollegin und Coautorin Dr. Helle Jensen.

Außerdem möchte ich allen Seminarleiterinnen und -leitern sowie den Eltern und Fachleuten danken, die unsere familylabs unentwegt mit wertvollem Feedback versorgen. Oft werde ich für den alleinigen Erfinder der familylab-Seminare und Vorträge gehalten – nichts könnte weniger zutreffen. Ich gab ihnen einige Samen, doch diese fielen auf fruchtbaren Boden, wo sie seither wachsen und gedeihen.

BÜCHER & DVDS

Bücher

JUUL, Jesper: *Aggression: Warum sie für uns und unsere Kinder notwendig ist.* Hrsg. v. Ingeborg Szöllösi. Frankfurt: S. Fischer, 2014

Aggressives Verhalten gilt als Tabu und wird diskriminiert. Dieses Buch plädiert für ein radikales Umdenken und zeigt, was wir mit der Unterdrückung dieser legitimen Gefühle anrichten, wie wichtig es ist, diese zuzulassen und wie wir mit ihnen konkret umgehen können.

JUUL, Jesper: *Aus Erziehung wird Beziehung. Authentische Eltern – kompetente Kinder.* Hrsg. v. Ingeborg Szöllösi. Freiburg: Herder, 2005

Kinder auf eine sensiblere Art sehen, sie ernst nehmen und störendes Verhalten in Botschaften übersetzen: Das führt zu Autorität auf der Basis von Achtung, Verantwortung und gegenseitigem Respekt.

JUUL, Jesper: *Aus Stiefeltern werden Bonus-Eltern. Chancen und Herausforderungen für Patchwork-Familien.* Weinheim und Basel: Beltz, 2015

Auch wenn die Scheidung der Eltern für Kinder einen Verlust bedeutet: Ein neuer Partner von Vater oder Mutter kann ein wunderbarer Bonus sein. Jesper Juul führt durch wichtige Höhen und Tiefen des familiären Neuanfangs und zeigt: Wenn Erwachsene und Kinder miteinander im Gespräch bleiben und bestimmte Regeln beachten, dann kann die Patchworkfamilie zum Gewinn werden.

JUUL, Jesper: *Das Familienhaus: Wie Große und Kleine gut miteinander auskommen.* Weinheim und Basel: Beltz, 2015

Von der Geburt bis zur Pubertät: Jesper Juul nimmt seine Leser mit auf einen Rundgang durch die einzelnen Räume des Familienhauses und bietet dabei Unterstützung in sämtlichen Bereichen des Familienlebens. Ein Plädoyer, sich mit Enthusiasmus und Gelassenheit auf das Abenteuer Familie einzulassen.

JUUL, Jesper: *Dein kompetentes Kind. Auf dem Weg zu einer neuen Wertegrundlage für die ganze Familie.* Reinbek: Rowohlt, 2009

Jesper Juuls Konzept von der »gleichwürdigen« Familie wurde durch dieses Buch international bekannt. Kinder haben von Anfang an eine eigene Persönlichkeit und sind damit menschlich und sozial kompetente Partner ihrer Eltern. Wir Erwachsenen müssen lernen, auch störendes Verhalten in Botschaften zu übersetzen.

JUUL, Jesper: *Die intuitive Verbindung – Wenn ein Elternteil besondere Bedeutung für das Kind hat.* München: familylab-Schriftenreihe 07

Die intuitive Verbindung entfaltet ihre volle konstruktive Macht in dem Moment, in dem sowohl das entsprechende Elternteil als auch das Kind ihre Existenz anerkennen – vor allem dann, wenn das andere Elternteil in der Lage ist, diese Verbindung zu unterstützen.

JUUL, Jesper: *Die kompetente Familie. Neue Wege in der Erziehung.* Weinheim und Basel: Beltz, 2014

Wie verwandeln wir liebevolle Gefühle in liebevolles Verhalten? Denn einander zu lieben bedeutet nicht automatisch, dass Eltern und Kinder gut miteinander auskommen. Verantwortung und Gleichwürdigkeit, die Umsetzung persönlicher Werte im Familienalltag – dieses Buch bietet konkrete Hilfen für alle, die ihre eigene Rolle als Eltern und Partner finden wollen.

JUUL, Jesper: *Elterncoaching: Gelassen erziehen.* Weinheim und Basel: Beltz, 2016

Jesper Juul macht Eltern Lust und Mut, ihren eigenen Weg zu gehen und wichtige Themen anzupacken: Ist Gleichberechtigung der Schlüssel zu einem freundlichen Familienklima? Wie viel Freiheit und wie viel Führung brauchen Kinder? Entscheidend ist nicht nur die liebevolle Beziehung zwischen Eltern und Kindern, sondern auch, Raum und Zeit für sich selbst und den Partner zu haben.

JUUL, Jesper: *Essen kommen. Familientisch – Familienglück.* Weinheim und Basel: Beltz, 2017

Gemeinsame Mahlzeiten sind eine wertvolle Zutat nicht nur für Nähe und Harmonie in der Familie, sondern auch für die Entwicklung von Kindern. Jesper Juul zeigt, wie es gelingt, dass alle am Tisch sich wohlfühlen. Er macht Lust auf ausgewogenes Essen zusammen mit der Familie, nicht zuletzt dank einer Auswahl praxiserprobter Rezepte aus seiner skandinavischen Heimat.

JUUL, Jesper: *Familienberatung: Worauf es ankommt, wie sie gelingt.* München: Kösel, 2015

Ist ein Kind in Schwierigkeiten geraten, fühlen sich Eltern in Gesprächen mit Fachkräften schnell bevormundet oder kritisiert. Jesper Juul zeigt, welche meist verborgenen Ursachen hinter Familienkonflikten stehen und worauf es ankommt, damit Beratungsgespräche wirklich weiterhelfen.

JUUL, Jesper: *Frau & Mutter – Ein solidarischer Essay aus der Perspektive eines Mannes.* München: familylab-Schriftenreihe 01

»Wenn Sie eine Frau sind, hoffe ich, dass Sie meine Fürsorge und Wertschätzung hinter dem spüren können, was Sie vielleicht als harte oder kritische Aussagen wahrnehmen. Wenn Sie ein Mann sind, ermutige ich Sie, einen ernsthaften Blick auf Ihre eigene Rolle zu werfen und den Einfluss zu sehen, den Sie als Sohn, Liebhaber, Partner und Elternteil haben.« Jesper Juul

JUUL, Jesper: *Fünf Grundsteine für die Familie: Wie Erziehung funktioniert.* München: Kösel, 2015

In diesem Buch stellt Jesper Juul die fünf Grundsteine vor, auf deren Basis Familienleben gelingen kann: Er erklärt, was es mit Kooperation und Integrität auf sich hat, beschreibt, wie man persönliche Verantwortung übernimmt, warum Eltern als Leuchttürme wirken müssen und wie man die Kunst, »Nein« zu sagen, richtig ausübt.

JUUL, Jesper: *Grenzen,* Nähe, *Respekt. Auf dem Weg zur kompetenten Eltern-Kind-Beziehung.* Reinbek: Rowohlt, 2009

In diesem Buch geht es Juul um die heißen Quellen aller Familiendynamik: um Konflikte. »Konflikte zwischen Kindern und Eltern sind keine Anzeichen dafür, dass die Eltern ihrer Aufgabe nicht gewachsen sind, sondern dienen dazu, dass beide Seiten etwas lernen. Die Verantwortung für die Konflikte aber übernehmen in einer gesunden Familie die Eltern.«

JUUL, Jesper: *Leitwölfe sein. Liebevolle* Führung in der *Familie.* Weinheim und Basel: Beltz, 2016

Kindern kann nichts Besseres passieren als Eltern, die liebevoll ihre Führungsrolle in der Familie wahrnehmen. Klare Entscheidungen treffen, dabei auch Unpopuläres durchsetzen und zu einem zeitgemäßen Autoritätsverständnis finden – Jesper Juul ermutigt Mütter und Väter, einen Führungsstil zu entwickeln, an dem alle wachsen: Kleinkind, Teenager und nicht zuletzt die Eltern selbst.

JUUL, Jesper: *Liebende bleiben. Familie braucht Eltern, die mehr an sich denken.* Weinheim und Basel: Beltz, 2017

Jesper Juul macht Eltern Mut zur Zweisamkeit und beschreibt die Schlüsselpunkte zur guten Beziehung trotz Kind. Wenn Eltern ihrer Liebesbeziehung Zeit und Raum geben, leben alle Familienmitglieder leichter und zufriedener. Nur so kann ein harmonisches Umfeld entstehen, in dem Kinder bindungssicher und gestärkt aufwachsen und die Liebe zwischen den Eltern lebendig bleibt.

JUUL, Jesper: *Mann und Vater sein.* Hrsg. v. Ingeborg Szöllösi. Freiburg: Kreuz, 2011

Für Männer ist es eine riesige Chance, die Verantwortung für ein Kind mitzutragen. Auf dem Hintergrund vieler Einzelgespräche mit Vätern wird ein faszinierendes Spektrum neuer Lebensgefühle sichtbar. Jesper Juul zeigt, wie Männer ihre neue Rolle auf ganz eigene Art ausfüllen und wie alle davon profitieren: Kinder, Partnerin, aber auch die Gesellschaft. Und nicht zuletzt: sie selbst.

JUUL, Jesper/HØEG, Peter/BERTELSEN, Jes/HILDEBRANDT, Steen/JENSEN, Helle/STUBBERUP, Michael: *Miteinander. Wie Empathie Kinder stark macht.* Weinheim und Basel: Beltz, 2014

Die Stärkung des Mitgefühls gilt den Autoren dieses Buches als Voraussetzung für eine friedliche Welt des »Miteinander«. Dafür müssen Kinder – und Erwachsene! – wieder den Kontakt zu sich selbst finden, zu ihrem Körper und ihrem Herzen. Im Anhang finden sich praktische Übungen, die die Entwicklung von Kindern in Familie und Schule positiv beeinflussen werden.

JUUL, Jesper: *Nein aus Liebe: Klare Eltern – starke Kinder.* Weinheim und Basel: Beltz, 2014

Ein klares Nein ist oft die liebevollste Antwort, die wir geben können. Warum fällt es so schwer, zu seinen Kindern, zu seinem Partner, zu Menschen, die uns wirklich am Herzen liegen, NEIN zu sagen? Jesper Juul möchte Eltern ermutigen, mit gutem Gewissen Nein zu sagen. Und er zeigt, warum das nicht nur den Erwachsenen, sondern der ganzen Familie guttut.

JUUL, Jesper: *Pubertät – wenn Erziehen nicht mehr geht: Gelassen durch stürmische Zeiten.* München: Kösel, 2010

In der Pubertät braucht es neue Wege für ein Miteinander, denn Erziehung wie in Kindertagen nützt nichts mehr. Dieses Buch basiert auf einem Intensivseminar, in dem Eltern und Jugendliche gemeinsam mit Jesper Juul Lösungen für ihre Probleme erprobten. So klappt Kommunikation mit Jugendlichen, die dichtgemacht haben! Mit zahlreichen Beispielen zu brennenden Elternfragen.

JUUL, Jesper: *Schulinfarkt: Was wir tun können, damit es Kindern, Eltern und Lehrern besser geht.* München: Kösel, 2013

Jesper Juul bezieht in diesem Buch vor allem Position für die Schüler, dabei aber nicht gegen die Lehrer. In seinem Plädoyer, die bestehenden Zustände an Schulen nicht mehr länger hinzunehmen, beschreibt er die Bausteine, die eine neue Schule braucht – damit sie nicht länger eine Institution ist, die Kindern und Jugendlichen die natürliche Freude am Lernen austreibt.

JUUL, Jesper: *Unser Kind ist chronisch krank. Ein Ratgeber für Eltern.* Weinheim und Basel: Beltz, 2014

Jesper Juul zeigt Wege auf, wie Eltern kranker Kinder Kraftquellen erschließen, die allen Familienmitgliedern Entlastung ermöglichen. Kraft, Lebensfreude und die richtige Balance entstehen dort, wo die eigenen Bedürfnisse ernst genommen werden. Und wo wir dem Kind zutrauen, schrittweise Eigenverantwortung im Umgang mit der Krankheit zu lernen.

JUUL, Jesper: *Vier Werte, die Kinder ein Leben lang tragen.* München: Gräfe und Unzer, 2012

In vier Kapiteln vermittelt Jesper Juul vier Werte, die tragfähige Säulen für eine gute Entwicklung von Kindern wie Familie sind: Gleichwürdigkeit, Integrität, Authentizität und Verantwortung. Für jeden Wert dienen reale Familiensituationen als Beispiel, die oft in bewegenden Briefen seiner Leser geschildert werden.

JUUL, Jesper: *Vier Werte, die Eltern und Jugendliche durch die Pubertät tragen.* München: Gräfe und Unzer, 2015

In der Übergangsphase von der Kindheit ins Erwachsenenalter steht nicht mehr die Erziehung im Vordergrund, sondern eine gute Beziehung zwischen Eltern und Kindern. Wie dies in der Praxis gelingt, zeigt Jesper Juul anhand realer Familiensituationen. Er ermutigt Mütter und Väter, die Jahre der Pubertät nicht vornehmlich als Krisenschauplatz zu betrachten, sondern als Chance.

JUUL, Jesper/JENSEN, Helle: *Vom Gehorsam zur Verantwortung. Für eine neue Erziehungskultur.* Weinheim und Basel: Beltz, 2012

Die Qualität der Beziehungen entscheidet maßgeblich darüber, ob Erziehung und Schule gelingen. Die alte Gehorsamskultur hat längst ausgedient. Juul und Jensen zeigen, wie wirkliche Alternativen aussehen und was Verantwortung in der Erziehung bedeutet. Anschaulich führen sie zu einem Mehr an Beziehungskompetenz – dem Grundbaustein einer neuen pädagogischen Kultur.

JUUL, Jesper: *Was Familien trägt. Werte in Erziehung und Partnerschaft. Ein Orientierungsbuch.* Weinheim und Basel: Beltz, 2013

Die Umbruchphase, in der wir leben, braucht ihre eigenen, neuen Wertmaßstäbe. An zahlreichen Beispielen aus dem Familienleben zeigt Jesper Juul, wie Mütter und Väter Werte als Kompass nutzen können: damit die Beziehung der Eltern zueinander und zu den Kindern stabil und tragfähig bleibt – auch in schwierigen Zeiten.

JUUL, Jesper/BOIE, Kirsten/SAALFRANK, Katharina: *Was tun, wenn der Hamster den Löffel abgibt? 60 Elternfragen beantwortet vom Familientrio.* Weinheim und Basel: Beltz, 2016

Muss ich den kranken Hamster zum Tierarzt bringen? Darf man die Kinder anderer Eltern erziehen? Elternprobleme sind oft so knifflig, dass eine Meinung längst nicht ausreicht. Das »Familientrio« aus der beliebten Kolumne der *Süddeutschen Zeitung* bietet witzige, informative und ungewöhnliche Denkanstöße zu Erziehung, Partnerschaft, Freunden und Familie.

JUUL, Jesper: *Wem gehören unsere Kinder? Dem Staat, den Eltern oder sich selbst? Ansichten zur Frühbetreuung.*
Weinheim und Basel: Beltz, 2012

Jesper Juul entlarvt in seiner Streitschrift die Interessen, die hinter der Kampagne »Jedem Kind einen Krippenplatz« stehen, ruft zur Selbstbestimmung der Eltern auf und macht sich für eine dramatische Verbesserung der Qualität unserer Kinderkrippen und Kindergärten stark. Ob Betreuungsgeld oder Krippenplatz – kaum ein Thema wird von Politikern und Eltern derzeit heftiger diskutiert.

JUUL, Jesper: *Werte in Familie und Partnerschaft. Was Familien brauchen und können.* München: familylab-Schriftenreihe 05

Die Wertvorstellungen früherer Eltern und der Eltern waren ganz einfach: »In unserer Familie machen wir, was man macht, und wir machen nicht, was man nicht macht.« So war das. Als Paare, Partner oder Eltern haben wir heute andere Ziele. Bei diesem Buch handelt es sich um die Verschriftlichung eines Vortrags, den Jesper Juul 2009 vor Eltern und Fachleuten gehalten hat, sowie eine an den Vortrag anschließende Fragerunde.

JUUL, Jesper: *Wir sind für dich da. 10 Tipps für authentische Eltern.* Freiburg: Kreuz, 2014

Jesper Juuls Ziel ist eine Familienkultur, die von Präsenz, Verständnis und Offenheit geprägt ist. Zehn einfache Impulse helfen, einen authentischen Umgang zu pflegen, der die Entwicklung von Kindern stärkt. Für Eltern, die sich und ihre Kinder nicht verbiegen wollen.

JUUL, Jesper: *Wollen wir wirklich starke und gesunde Kinder? – Ein politischer Essay.* München: familylab-Schriftenreihe 02

»Wollen wir wirklich starke und gesunde Kinder? Ich persönlich kann diese Frage mit einem klaren Ja beantworten. Der Tag, an dem wir dazu fähig sind, starke und gesunde Kinder aufzuziehen und zu unterrichten, wird ein riesengroßes Geschenk sowohl für die Kinder als auch für die Eltern, Pädagogen und diejenigen, die für die Wirtschaft unserer Länder verantwortlich sind, sein.« Jesper Juul

DVDs – eine Auswahl

JUUL, Jesper/JENSEN, Helle: *Die 9. Intelligenz – die Intelligenz des Herzens.* DVD. München: familylab

Die 9. Intelligenz ist die Eigenschaft, mit der man seine innere Natur entdeckt, ihr begegnet und sie wiedererkennt. An der Schule in Elling in Nordjütland/Dänemark arbeiten Lehrer und Schüler mit verschiedenen Übungen, die den Kontakt nach innen vermitteln. Die Lehrer haben mehr Freude daran, Lehrer zu sein. Sie erhalten neue Werkzeuge zur Anwendung bei Konflikten und Unruhe in den Stunden, und sie lernen dabei gleichzeitig ihre eigene persönliche Verantwortung sowie die der Schüler zu stärken.

JUUL, Jesper/HÜTHER, Gerald: *Erziehen mit Herz und Hirn.* DVD. München: familylab

Erleben Sie eine Sternstunde der Pädagogik. Zwei von tiefer Menschlichkeit und großer fachlicher Kompetenz geleitete Wissenschaftler und Praktiker kamen zusammen, um das Thema zu diskutieren: »Erziehen mit Herz und Hirn – Was unsere Kinder brauchen.«

JUUL, Jesper: *Familien mit Vorschulkindern – vom Paar zur Familie.* 2 DVDs. München: familylab

In diesem Seminar haben die 10 Familien, die mit Jesper Juul gearbeitet haben, einige der Schlüsselpunkte berührt, die wesentlich sind für ein Paar, das die Verwandlung durchlebt, eine Familie zu werden. Es ging in diesem Seminar um Fragen wie: Ist es OK, als Partner unterschiedlich zu sein? Warum wiederholen wir die Fehler unserer Eltern? »Lebewohl Paar – Hallo Familie«, wie geht das?

JUUL, Jesper: *Gibt es unerreichbare Jugendliche – oder sind unsere Arme zu kurz?* 2 DVDs. München: familylab

Wir müssen aufhören, uns vor Jugendlichen zu fürchten. Eltern sind vor allem in der Rolle des Sparringpartners gefragt, der maximalen Widerstand bietet und minimalen Schaden anrichtet. Aufzeichnung vom familylab-Symposium mit Jesper Juul, Dr. Bernhard Bueb, Rupert Voß. Moderation: Cordula Stratmann.

JUUL, Jesper: *Kinder, Familien, Schulen unter Druck.* 2 DVDs. München: familylab

4 Vorträge und Interviews mit Jesper Juul auf 2 DVDs.

1) Pubertät – Erziehen geht nicht mehr.

2) Erziehen – eine Frage des Respekts.

3) Schule, Kinder und Eltern unter Druck.

4) Wie kann sich Schule entspannen?

JUUL, Jesper / RÜTZLER, Hanni: Mahlzeit! Gemeinsam essen tut Familien gut. DVD-Video. familylab.at, futurefoodstudio und Renate Götz Verlag

Wie lässt sich im Alltag die Autonomie der Kinder beim Essen mit der elterlichen Verantwortung verbinden? Welche Rolle kann gemeinsames Kochen für die Intensivierung der Eltern-Kind-Beziehungen und die Lust auf gutes und gesundes Essen spielen? Diesen und anderen Fragen gehen Jesper Juul und Österreichs bekannteste Ernährungswissenschaftlerin und Gesundheitspsychologin Hanni Rützler nach.

JUUL, Jesper: *Pubertät ist eine Tatsache, keine Krankheit.* 2 DVDs. München: familylab

10 Familien arbeiten mit Jesper Juul. »Das sogenannte Problem oder Symptom ist nicht so wichtig. Wichtig ist die Person, die das Symptom trägt. Wir können das Problem nicht lösen, aber wir kön-

nen Menschen darin unterstützen, destruktive Systeme, Perspektiven und Verhalten ins Konstruktive zu wandeln.« Jesper Juul

JUUL, Jesper: *Was erzieht wirklich? »Die kompetente Familie«: Ein Vortrag von Jesper Juul* . DVD. Weinheim und Basel: Beltz, 2010

Machen Sie es sich zu Hause gemütlich und sehen Sie Jesper Juul »live«. Sein Erfahrungsschatz ist immens und in Vorträgen wie diesem lässt er seine Zuhörer daran teilhaben – mit viel Humor und mit vielem, was das (Familien-)Leben bereichert. »Wie reden meine Eltern miteinander? Wie mit Anderen? Wie gehen die mit Konflikten um? Das erzieht.« Jesper Juul

JUUL, Jesper: *Wenn Kinder Jugendliche werden. Ein Vortrag von Jesper Juul* . DVD. Weinheim und Basel: Beltz, 2010

Eine Mutter eines Jugendlichen fragt Jesper Juul: »Heißt das, ich kann meinen Sohn nicht mehr beschützen?« »Ja, das heißt es, es ist jetzt vorbei. Du kannst ihn nicht mehr schützen gegen diese furchtbare Welt. Es geht nicht mehr. Er muss das selber machen, aber am liebsten nicht alleine. Es ist viel besser, wenn du dabei bist.« Jugendliche Mädchen und Jungen müssen lernen, selbstständig zu sein, und sie brauchen eine neue Qualität der Beziehung zu ihren Eltern.

ÜBER FAMILYLAB

familylab bietet Eltern wertvolle Inspiration und Beratung. Wir ermuntern Eltern, gemeinsam zu erforschen, wer sie sind und was sie sich wünschen – bezogen auf ihre Familie im Allgemeinen ebenso wie auf aktuelle Konflikte, die sie erfahren. familylab gibt es in Dänemark, Norwegen, Schweden, Deutschland, Österreich, der Schweiz, Kroatien, Slowenien, Polen, Bulgarien, Serbien, Italien, Frankreich, Spanien, der Türkei, Luxemburg, Belgien, England, Australien, Neuseeland, Südamerika, Kanada. Weitere Länder werden folgen.

Was Sie als Eltern von familylab erwarten können

Wir bieten Ihnen Beratung, Vorträge und Workshops durch qualifizierte Fachleute in Ihrer Nähe. Im Internet finden Sie umfangreiche Informationen rund um das Zusammenleben in der Familie, dazu kostenlose Videos, Downloads, Interviews, Veranstaltungshinweise, Bücher/DVD-Shop, den Newsletter und vieles mehr.

familylab für Firmen und Schulen

Wir bieten Inspiration, Vorträge und Workshops für Firmen und ihre Mitarbeiter sowie für Schulen, Leitungsteams und Lehrer an. Schreiben Sie uns!

Weiterbildung zur familylab-Seminarleiterin/ zum familylab-Seminarleiter

Wenn Sie Eltern mögen und vertrauen und wenn Sie mithelfen wollen, dass die Beziehungen zwischen Eltern und ihren Kindern noch besser werden, dann beachten Sie unser Weiterbildungsangebot zur familylab-Seminarleiterin/zum familylab-Seminarleiter. Wir suchen Fachleute mit mindestens fünf Jahren Berufserfahrung, die sich für ein neues, außergewöhnliches Projekt für Eltern in Deutschland/Österreich/der Schweiz engagieren wollen. Wir bieten Ihnen ein intensives, achttägiges Training mit einem zertifizierten Abschluss durch familylab sowie fortlaufende qualifizierte Weiterbildungen an. Das Training findet auf Deutsch statt.

Alle Institute von familylab bieten Beratung, Vorträge und Workshops für Eltern wie auch für Firmen und Schulen sowie Weiterbildungen für Fachleute an.

Deutschland
familylab.de
die familienwerkstatt
Mathias Voelchert GmbH
Oberbucha 4
D-94336 Windberg
0049-(0)9962-2035110
www.familylab.de
info@familylab.de

Österreich
familylab.at
Katharina Weiner GmbH
Viktor Hagl-Gasse 2/1
A-1140 Wien
0043-(1)4807806
info@familylab.at
www.familylab.at

Schweiz
familylab.ch
Family Management GmbH
Caroline Märki-von Zeerleder
Lindenhofrain 6
CH-8708 Männedorf
0041-(0)78-7883879
cmaerki@familylab.ch
www.familylab.ch

Weitere Informationen zu Jesper Juul unter:
www.jesperjuul.com
www.familylabassociation.com
www.facebook.com/familylab
www.twitter.com/family_lab
www.ddif.de
www.igfb.org